Gafar Bolarinwa Yusuf

STRESS, FORMAS GENUÍNAS DE O GERIR

Gafar Bolarinwa Yusuf

STRESS, FORMAS GENUÍNAS DE O GERIR

AS MELHORES FORMAS DE AJUDAR A GERIR O CORPO ESTRESSADO

ScienciaScripts

Imprint

Any brand names and product names mentioned in this book are subject to trademark, brand or patent protection and are trademarks or registered trademarks of their respective holders. The use of brand names, product names, common names, trade names, product descriptions etc. even without a particular marking in this work is in no way to be construed to mean that such names may be regarded as unrestricted in respect of trademark and brand protection legislation and could thus be used by anyone.

Cover image: www.ingimage.com

This book is a translation from the original published under ISBN 978-620-4-20869-5.

Publisher:
Sciencia Scripts
is a trademark of
Dodo Books Indian Ocean Ltd. and OmniScriptum S.R.L Publishing group
Str. Armeneasca 28/1, office 1, Chisinau MD-2012, Republic of Moldova, Europe
Printed at: see last page
ISBN: 978-620-5-39799-2

SALIENTA

FORMAS GENUÍNAS DE O GERIR

Gafar Bolarinwa Yusuf

Tabela de conteúdos

INTRODUÇÃO

O stress é o que os humanos nunca lhes desejarão visitar em momento algum, mas não creio que tal desejo possa vir a

passar, porque, cada tarefa em que os humanos se envolvem traz algum nível de desconforto para o corpo. Esta escrita é basicamente escrita para esclarecer melhor o que o stress realmente faz ao corpo, sinais a ter em conta e possíveis medidas que poderiam ser tomadas para o atenuar ou eliminar para esse momento particular no tempo. Partindo-o para facilitar a compreensão, há esta condição invisível que assume o corpo depois de passar por algumas tarefas, dependendo da enormidade de tal tarefa. O stress não é uma sentença de morte, pode ser gerido, até mesmo tratado

VISÃO GERAL COMPLETA

É possível estar completamente livre do stress? Obviamente que não, desde que ainda respiremos e continuemos a andar de um ponto para o outro, algum elemento de stress irá certamente acumular-se no sistema. Um jovem rapaz que, por engano, deixou cair o seu lápis no

lugar errado e decidiu procurá-lo, precisará de alguma quantidade de energia, esperar a energia que utilizou para virar a tensão ao encontrar o lápis. O stress estará sempre presente à medida que saímos em busca do pão quotidiano, resume-se agora à determinação de um indivíduo em garantir que nunca se desenvolva naquilo que irá funcionar contra o seu corpo. O termo stress veio da palavra latina *'stringere'*, que significa desenhar muito apertado.

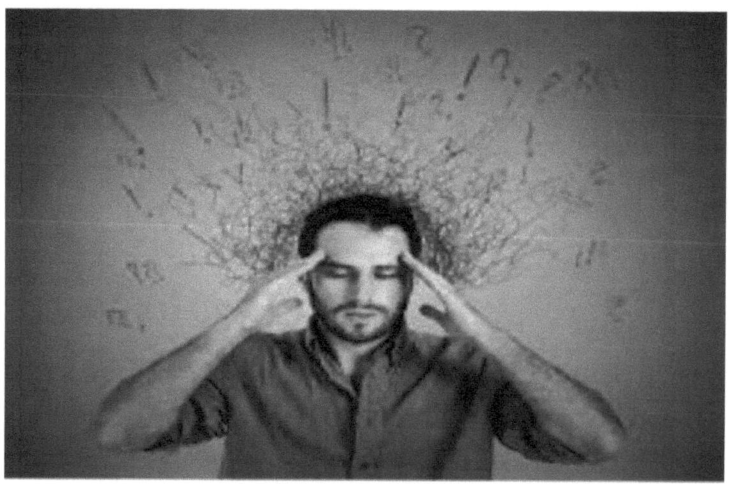

Não espero que um operário de fábrica que saia de casa já às 6 da manhã, volte às 17 horas para não descansar o corpo, não relaxar o corpo estressado pode resultar em algo desagradável. Lembro-me de um médico avisar um bom amigo: "Tem de ter calma se se ama, tente reduzir o número de horas de trabalho e descansar sempre bem se não quiser perder a sua vida". O sujeito tinha desmaiado enquanto limpava uma máquina de produção suja, apressamo-lo a ir à clínica da empresa quando se está a tornar óbvio que o seu caso está a ficar crítico. Na verdade, o sujeito não se importaria de trabalhar em turno duplo, em vez de fechar e ir para casa para observar um bom descanso.

Um facto claro que todos precisamos de saber é este, o stress não é inteiramente mau em si mesmo, não espero que um homem que celebra o seu aniversário se queixe de passar pelo stress, tal dia especial vem com muita preparação e arranjos, excepto, ele (o celebrante) quer uma festa de fracasso. Tudo depende de como se gere o seu para se adequar ao seu sistema corporal, não o fazer é o que normalmente resulta em condições dolorosas. Lembro-me de uma colega de trabalho que fala no ar ocasionalmente, perguntamo-nos com quem é que ela falava quando, claro, não havia ninguém à sua frente. Só quando ela visitou o Doutor, não posso realmente dizer do que lhe foi diagnosticado, mas tudo o que sei é que tal caso está mais próximo da alucinação. Ela mal descansa, pode trabalhar desde a abertura do consultório até à hora de encerramento, sem pausa. O gerente teve de a forçar a embarcar numa licença obrigatória, apenas para prevenir o perigo. Mais tarde, ela recuperou a compostura depois de um merecido descanso.

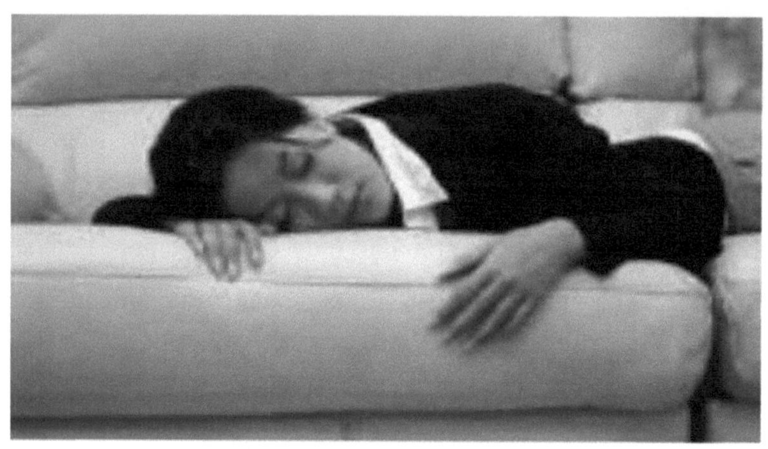

Uma senhora demasiado tensa

Um médico explicou o stress "Ser aquela resposta ou reacção habitual a uma ocorrência muito má. Há algum stress que vem num instante, que faz o nosso coração bater a um ritmo muito rápido e no processo empurra o sangue através das veias, músculos e outras partes vitais do corpo".

Sejamos realistas, a razão principal pela qual eu inventei esta peça é para sensibilizar o público quanto mais sobre o que provavelmente já souberam, mas não completamente. Espero que pelo menos, 8 em cada 10 adultos, estejam familiarizados com a palavra, *stress*, mas será que a compreendem mais do que apenas saber? Não para o assustar, sabe que um stress prolongado e não tratado pode tornar um jovem outrora vibrante num estado de loucura? Sim, se o jovem em questão não conseguir gerir o seu stress recorrente, pode perdê-lo completamente, falando de ficar louco.

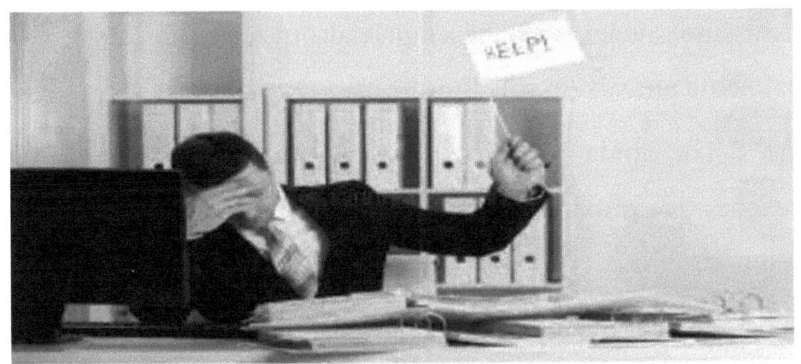

Um trabalhador de escritório stressado

Especialistas na área médica descobriram que o stress se encontra entre os principais factores que continuam a dar origem a respostas inflamatórias, o que muitas vezes leva a graves problemas de saúde. Não fique surpreendido ao ver uma senhora ágil a ter dificuldade em engravidar uma vez que permite que o stress se acumule no seu corpo. Em vez de o seu estado de espírito estar relaxado e permitir que a natureza faça o seu trabalho, as preocupações e os problemas desnecessários continuarão a dificultar a sua concepção. O resultado final do stress é demasiado grande para chamar

Sabe que o stress pode?

-Tornar um jovem rapaz de cerca de 17 anos num homem de 50+, se ele se preocupa previamente com isso

-Render um homem outrora vibrante completamente impotente

-Lead to Heart Attack and Hypertension

-Este assassino silencioso tinha empurrado muitos para a sua morte, principalmente através do suicídio.

Não me deixe ainda rebentar a bolha, poderá ver muitas mais complicações que provavelmente não terá pensado, espere o essencial completo mais tarde.

Levei o meu tempo a fazer uma pesquisa detalhada, juntamente com as ricas contribuições de Especialistas Sazonais (Médicos, Enfermeiros, Fisioterapeutas, Psicólogos, Conselheiros, Nutricionistas, Dietistas e assim por diante), basta levar o seu tempo e digeri-lo o melhor que puder. O facto de o stress ser mortal não significa que não possa ser gerido, pode ser gerido a um ponto que o faça parecer como se tivesse sido completamente erradicado do corpo.

PRINCIPAIS CAUSAS DE STRESS

Algo me diz que até a Ciência terá dificuldade em conhecer todas as causas do stress, estou certo de que será difícil conhecer tudo isso. Sem dúvida, mesmo o stress pode causar stress em si mesmo, para lhe dizer a gravidade do problema que a humanidade enfrenta. De acordo com uma mulher idosa que deveria estar no final dos anos setenta "Tudo causa stress". Não posso deixar de concordar com ela, ela deve ter visto tudo antes de chegar a tal conclusão, se a conversa que sai da nossa boca pode trazer alguma quantidade de stress, então, o que não o pode causar? Aqui estão as prováveis causas principais;

*Carga de trabalho; o tipo de trabalho em que nos envolvemos tende a estar entre as principais causas de stress, basta olhar bem para o seu trabalho se for do tipo que está sempre stressado. Todos precisamos de nos empenhar numa vocação ou noutra para conseguirmos sobreviver, mas como é que esse trabalho tem impacto na sua saúde?

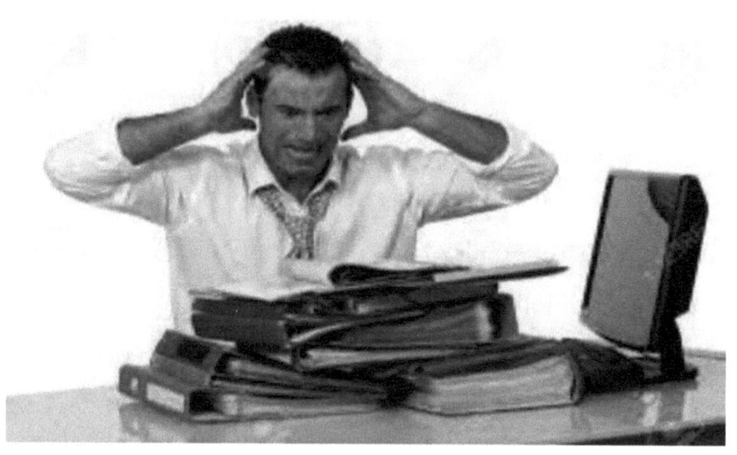

***Ocorrência(ões) passada(s);** um dos psicólogos com quem falei durante cerca de 4 horas fez-me compreender que esta é outra causa importante. De acordo com ela "Algumas pessoas têm problemas para se libertarem, têm tendência a evocar acontecimentos passados tão facilmente que agora vem assombrá-los. Tomemos o caso de uma senhora que uma vez sobreviveu a um acidente grave em que se perderam vidas, ela ficaria sempre stressada sempre que se lembrasse de tal, no entanto, algumas podem não ficar stressadas, mas certamente lutarão contra um ou outro problema. Podemos dizer com segurança que pessoas como ela sofrem de Transtorno de Stress Pós-Traumático (PTSD)".

***Maternidade**; precisamos de a dar às mulheres, elas são simplesmente fantásticas, só precisamos de lhes dar aquele crédito merecido. Houve uma discussão sobre quem é mais susceptível de ficar stressado? O Homem ou a Mulher? Acho que o resultado dessa sondagem resolveu o puzzle, as mulheres. Pergunto-me se os meus leitores lá fora poderão contestar isto. Sem dúvida, os homens também passam por muito ao tentarem sustentar a família, como explicar o provável stress que surgirá de cozinhar, limpar, esfregar, dar banho às crianças e ainda ir trabalhar? Pode ver porque é que as mulheres precisam de muito crédito e apoio, o stress que acompanha o facto de ser mãe não só é inimaginável como também não quantificável.

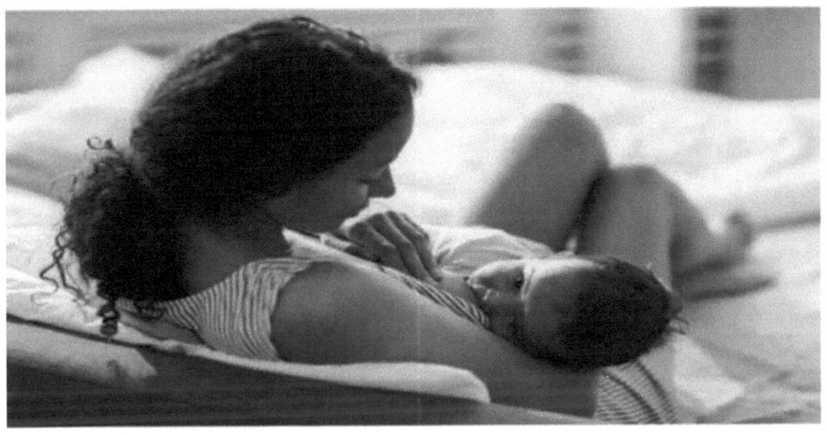

O que as mães passam diariamente traz muito stress

Buso de drogas; não seguir uma receita médica ou recorrer à auto-medicação também pode acumular stress no corpo e isto pode ser muito perigoso, excepto se o companheiro desistir ou parar imediatamente com tal acção. Para além dos medicamentos normais a que todos estamos habituados, as pessoas que tomam coisas perigosas como cocaína, cânhamo, nicotina, codeína e outros estimulantes estarão a fazer mais mal do que bem ao seu corpo. O tipo de stress que normalmente surge de tal prática é inigualável, uma vez que pode levar à morte do utilizador. Muitas vidas foram cortadas no processo de ingestão destas substâncias perigosas.

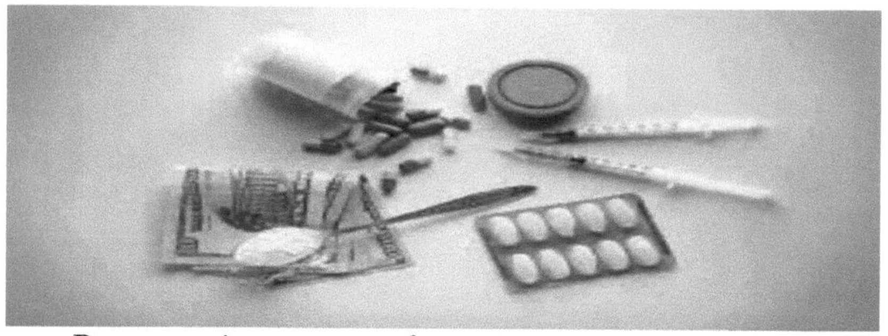

Drogas perigosas que podem causar stress severo

Ansiedade; tenho de soar aqui uma nota de aviso, temos de ter muito cuidado ao antecipar as coisas, algumas pessoas apenas trazem a si próprias tensões desnecessárias sobre nada. O que imagina acontecer pode provavelmente não acontecer e teria causado a si próprio alguns danos corporais que podem ser muito graves.

A ansiedade precisava de ser controlada até certo ponto para não convidar a uma situação incalculável, o que também traz mau stress ao corpo durante mais tempo se não for observada uma reviravolta rápida.

***Doença grave**; sem dúvida, se quisermos classificar as principais causas de stress em todo o mundo, esta razão particular continuará a surgir. Há algumas razões que são indesculpáveis, não tem qualquer razão para permitir que tais causas o façam descer com o stress, será culpado se tal acontecer mas o stress induzido pela doença pode ser negligenciado. O indivíduo doente teria sido esmagado pelo peso da doença, permitindo assim que o stress mortal tivesse um dia de campo. O conselho dos médicos aos doentes para se manterem fortes não é por nada, mas por razões como esta. Permiti-lo pode abrandar a taxa de recuperação de um indivíduo doente.

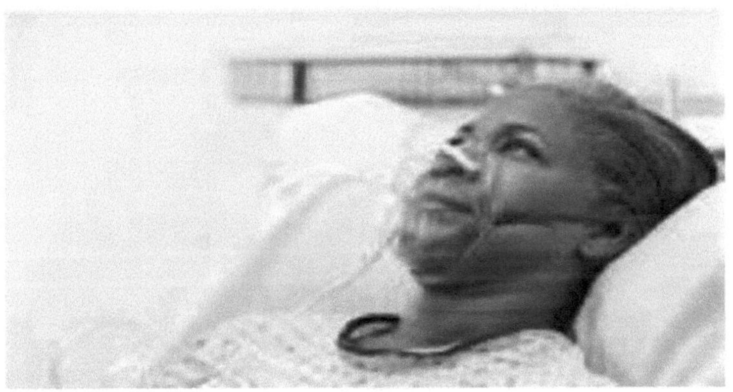

A doença pode provocar stress grave

***Sistema Imune**; o sistema difere de um indivíduo para outro, a taxa a que o stress se acumula em alguns não pode ser comparado com a forma como é necessário construir noutros, o que significa que o sistema imunitário tem muito a fazer quando se fala de stress. A forma como eu assumo a morte de um ente querido será certamente diferente da forma como o assumirão, pode levar-me como um dia a ultrapassá-lo enquanto pode levar como uma eternidade para vós.

***Pressão arterial (PA)**; o ritmo a que o sangue flui através das artérias que ligam o nosso coração também continua a dizer o nível de stress que provavelmente surgirá no fim de tudo isto. É por isso que os Médicos especialistas nunca param de o tocar nos nossos ouvidos para ir verificar regularmente a TA. Um indivíduo que monitoriza regularmente o seu nível de BP não só escapará a cair num estado Hipertensivo, como também irá bater os efeitos do stress para o corpo.

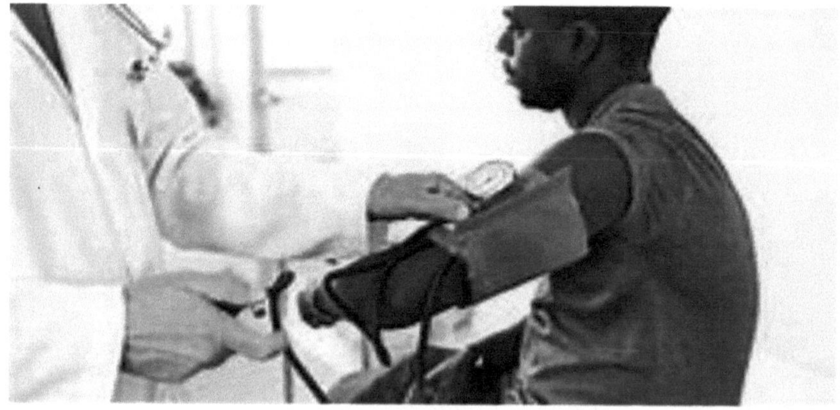

***Não ter o suficiente**; alguns podem referir-se a ela como pobreza ou ser pobres, mas eu não o faria por algumas razões óbvias, achei tal palavra não só aviltante mas imprópria para os humanos. Não ter o suficiente para usar ou gastar pode também pesar um indivíduo, ver os seus colegas a comprar coisas e não conseguir levantar um dedo, pode acumular stress no corpo. Não ter o suficiente vai além do dinheiro sozinho, pode também ser alguns materiais que outros têm em excesso, como sapatos, roupas, carros, casas, etc. Normalmente aconselho os companheiros em tal situação a nunca desistirem, mas permanecerem resolutos e a trabalhar arduamente. Ter o suficiente não é ciência, tudo se resume a usar o próprio cérebro para alcançar desejos e desejos do coração. O seu tempo certamente chegará se se mantiver forte e trabalhador.

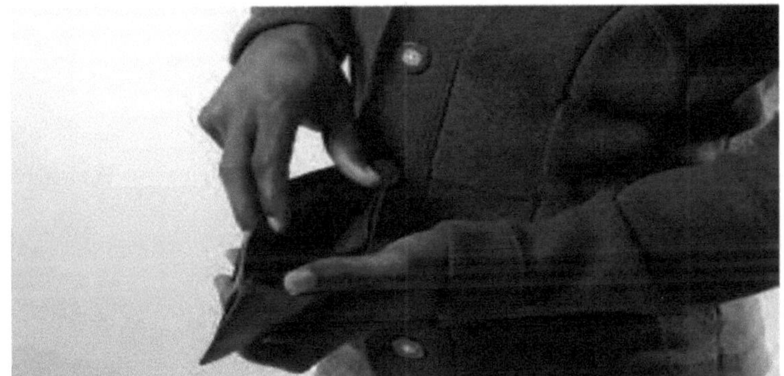

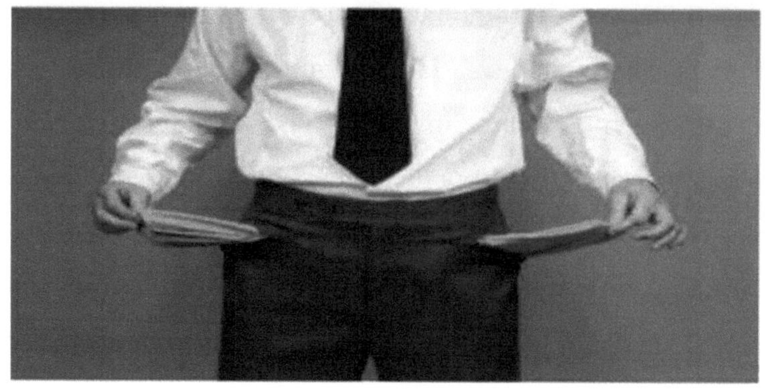

Não ter o suficiente para gastar também pode causar stress ao corpo

***Menstruação**; para bem das nossas belas e amorosas raparigas/mulheres/ mulheres lá fora, vou lançar mais luz. O tempo que estas pessoas maravilhosas observam o seu ciclo mensal tende a trazer algum cansaço, o que muitas vezes transforma o stress, mas é de notar que nem todas experimentam isto. Já vi senhoras que se tornam mais activas do que nunca quando vêem os seus fluxos mensais, espero que não se perguntem como é que eu conheci isto, poder de interacção, eu relaciono-me muito bem com elas. As senhoras abrir-se-ão sempre a um tipo que descobriram ter paixão pelo seu bem-estar, razão principal pela qual sou capaz de saber mais, apesar de não estar no campo médico.

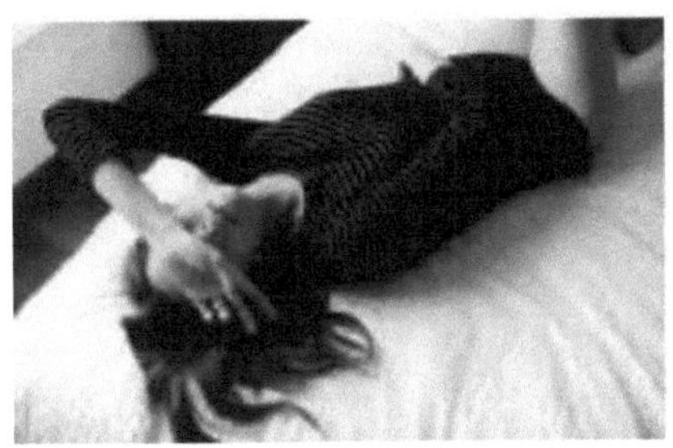

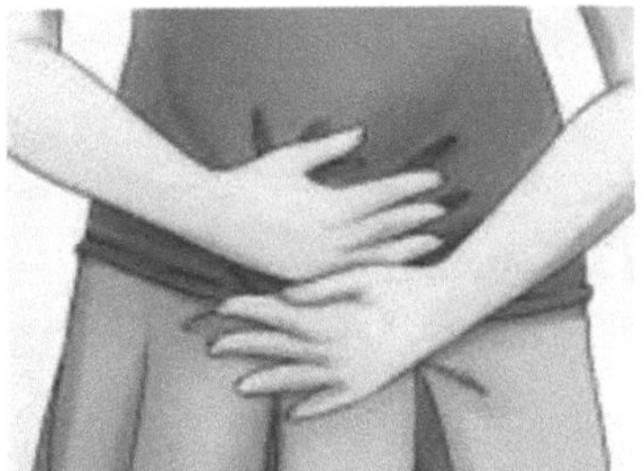

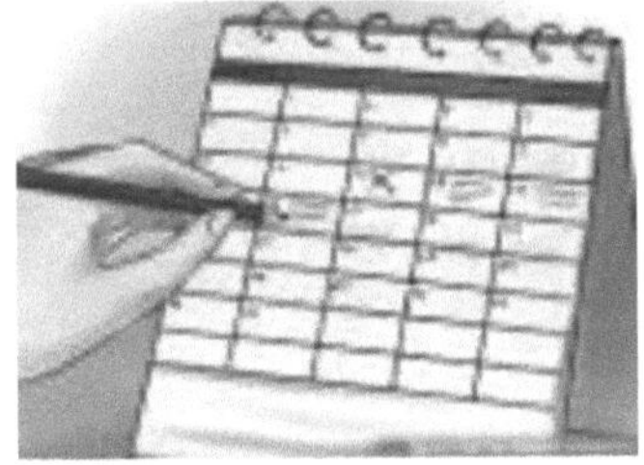

Algumas mulheres passam por stress enquanto observam o seu período

***Falha**; o stress também pode surgir como resultado de tentativas falhadas de conseguir fazer as coisas, irá pesar completamente a vítima até um estado lamentável. Se o stress se acumula num empreiteiro que perdeu a licitação para um enorme contrato ou num estudante que simplesmente não passou num exame de promoção, tenho a certeza de que não seria uma surpresa, pois tal momento trará algum nível de tristeza.

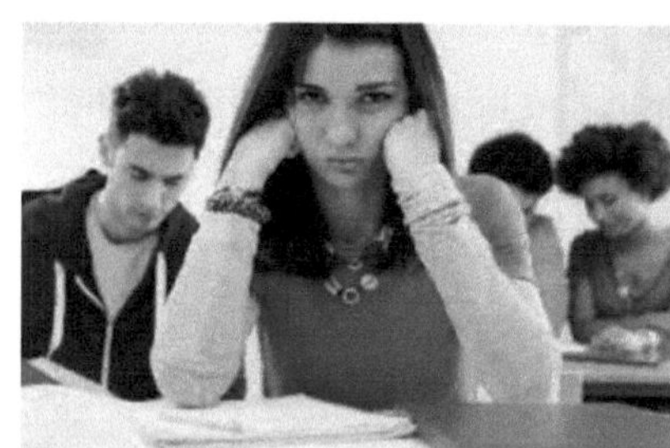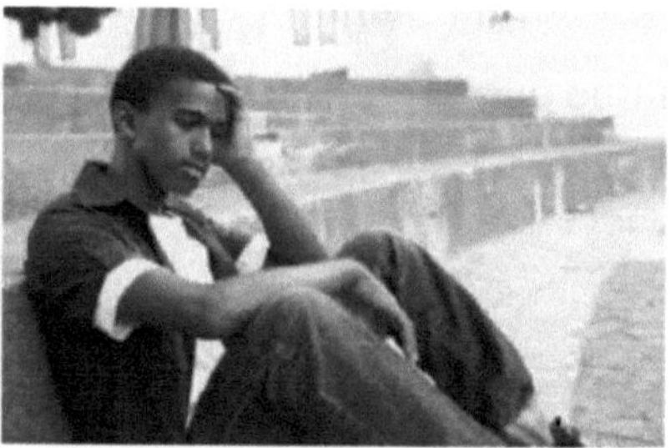

A incapacidade de alcançar um objectivo traz stress

***Hereditário**; Peritos fizeram saber que há toda a probabilidade de um indivíduo ficar sempre stressado se qualquer outro membro da família já teve história disso, o que significa que pode correr nalgumas famílias. A minha pesquisa mostrou que isto seria intenso em algumas e não necessariamente em toda a família, o que significa que será mais pronunciado em algumas mas muito suave em outras.

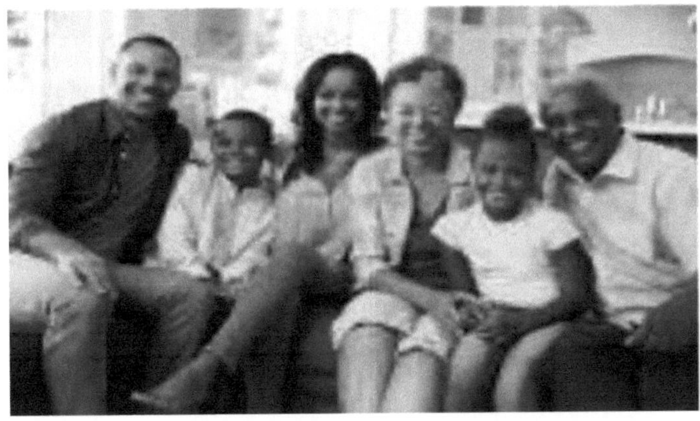

O stress pode correr numa família

\

***Ameaça à Vida**; este é um ângulo perigoso que precisava de ser tratado o mais rapidamente possível, qualquer atraso pode ser mortal e pode custar a vida. Pergunto-me como é que um estudante irá lidar com o seu estudo se receber ameaças diárias de bandidos ou como quer que um homem de negócios se concentre nos seus negócios quando os assassinos já lhe tinham enviado uma ameaça de morte? Todos estes factores trazem um sério stress ao corpo das pessoas afectadas e podem mesmo levar ao suicídio, como já salientei anteriormente. Algumas pessoas têm uma mente tão débil que não suportam a mais pequena ameaça, que sentiriam que o fim das suas vidas traria um fim aos seus problemas, um passo que é totalmente condenável em si mesmo. Há sempre uma saída para cada problema que enfrentamos actualmente, cometer suicídio deveria ser a última coisa na nossa mente.

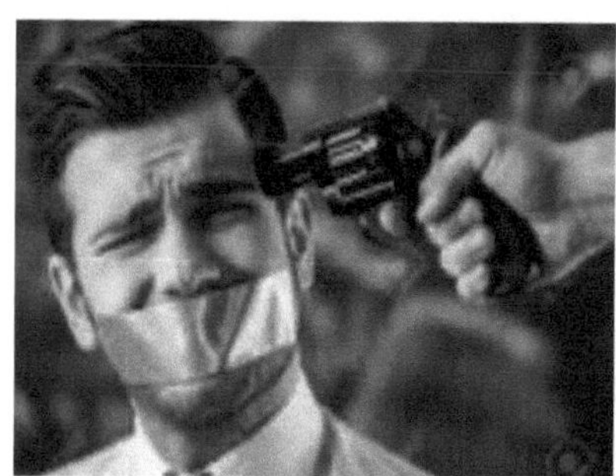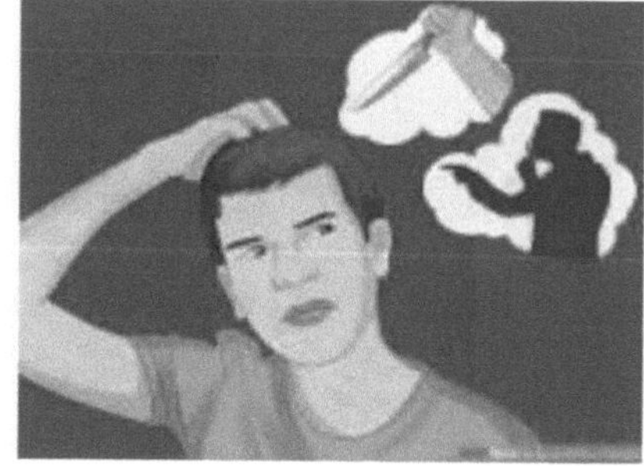

A ameaça à vida pode trazer um stress mortal ao corpo da vítima

***Trabalhos mortais**; algumas categorias de trabalhos tendem a induzir algum nível de stress a longo prazo, o peso e a natureza de tal trabalho será sempre a causa provável, muito especialmente trabalhos que têm a ver com o porte de armas de fogo. A ideia de perder a própria vida foi identificada como a principal razão pela qual o stress se acumula. Os seus empregadores aconselháveis empregam o serviço de psicólogos experientes para trabalharem na psique dos trabalhadores, de modo a obterem o melhor deles.

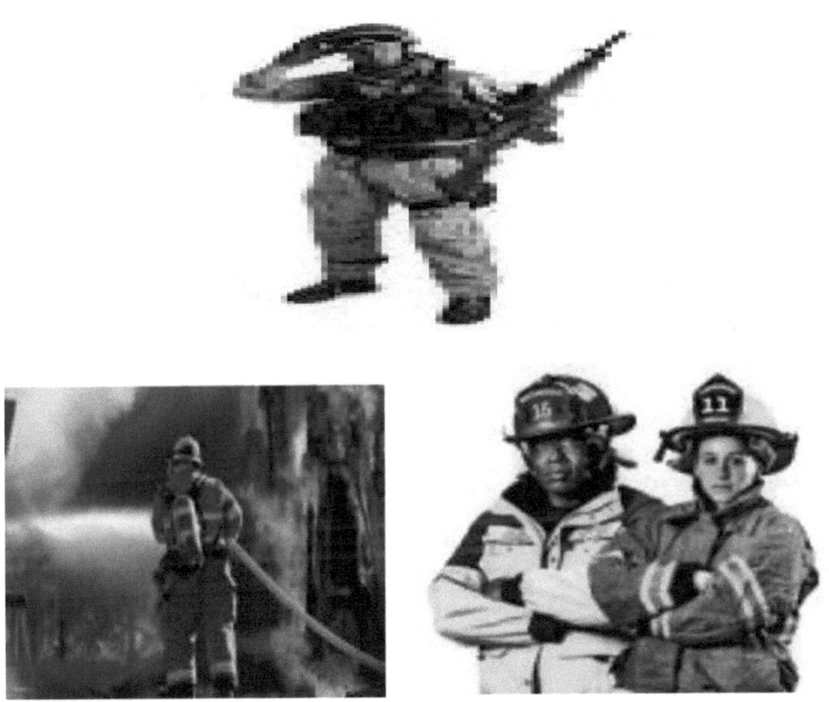

Trabalhos mortais como estes também podem trazer stress às pessoas envolvidas

***Nascimento da criança**; um bom número de mulheres tem salientado a acumulação no seu sistema durante o processo de nascimento da criança, isto não deve ser uma surpresa para todas as mentes amadurecidas lá fora devido ao processo rigoroso que normalmente leva em trazer uma nova vida para o mundo. Graças a Deus, a Ciência ajudou a saber o que fazer num período tão crucial, apenas para estabilizar a mãe enfraquecida. Desejando a todas as mães expectantes um parto seguro e sem stress.

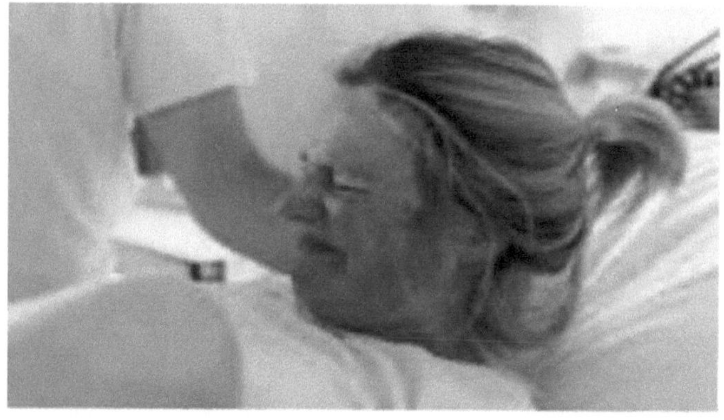

Muito stress normalmente acumulado durante o nascimento da criança

***Relações de amor**; pode ter sido uma vítima ou ter-se deparado com tal no passado, as vítimas sofrem de imenso stress não graças ao caso de amor abusivo em que se encontraram. A opinião generalizada é que as mulheres sofrem mais, mas eu digo às pessoas, os homens também sofrem em grande medida. Tenho visto e lido inúmeras histórias de como os homens quase se mataram devido ao que passaram nas mãos de parceiros. Tal como acontece nas rupturas, o companheiro fica triste e muito pouco disposto a fazer seja o que for, o que, por sua vez, convidará ao stress mais do que suficiente para o corpo. Cuidado com a provável saída na secção de soluções *deste relatório.*

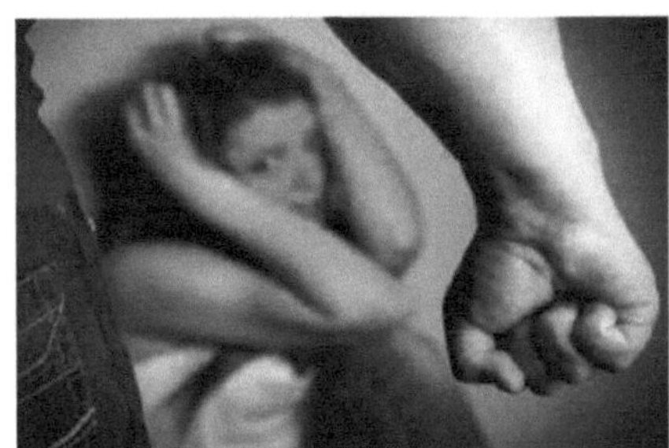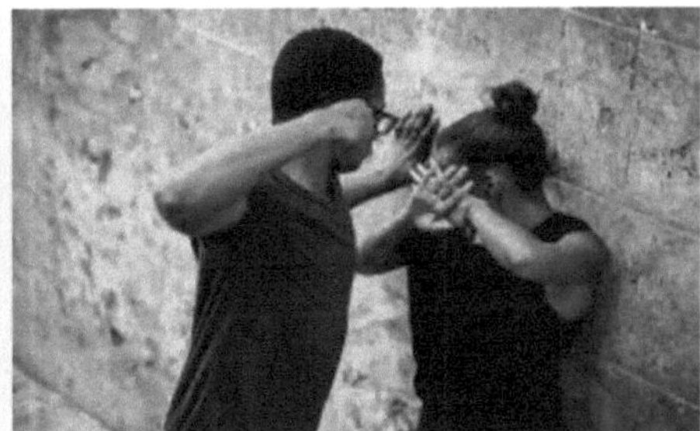

O abuso na relação também vem com muito stress

***Peso e Tamanho Corporal**; outra razão principal pela qual algumas pessoas ficam facilmente stressadas é em grande parte devido ao seu peso corporal e possivelmente, tamanho. Se for do tipo descuidado que nunca presta atenção ao que come e bebe, pode vir a assombrá-lo. Os especialistas salientaram que este factor principal em particular continuará a ser com pessoas assim, só quando algo drástico for um. O que um indivíduo mais leve fará com facilidade e em menos tempo demorará como uma eternidade para que um indivíduo de tamanho mais elevado o faça e fique stressado no processo.

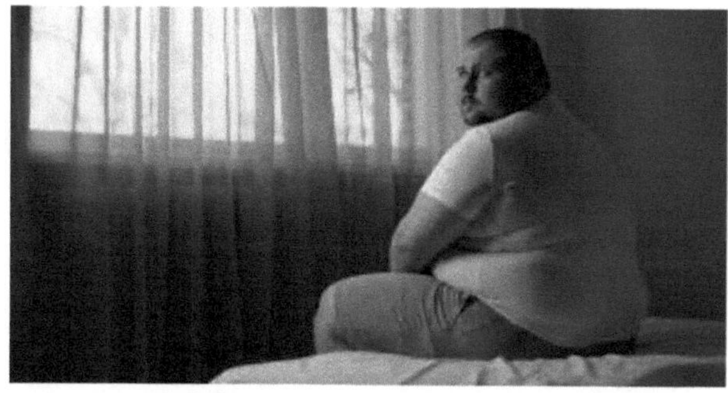

Os nossos pesos e tamanhos também indicam a quantidade de stress que o corpo irá entreter

***Falta de exercício adequado**; o exercício regular do corpo ajuda a combater o stress que o teria tornado inútil. As toxinas mortais que provavelmente se acumularão como resultado da falta de exercícios seriam evitadas quando acabássemos por nos envolver num exercício físico. Descobri que algumas pessoas vêem o exercício como uma espécie de castigo, normalmente preferem usar o período que teriam gasto a exercitar o corpo noutras coisas, permitindo a acumulação de todo o tipo de doenças perigosas no corpo. Há exercícios menos extenuantes em que se pode praticar se achar que é demasiado difícil, basta andar pela casa durante cerca de 15 minutos por dia para fazer alguma magia.

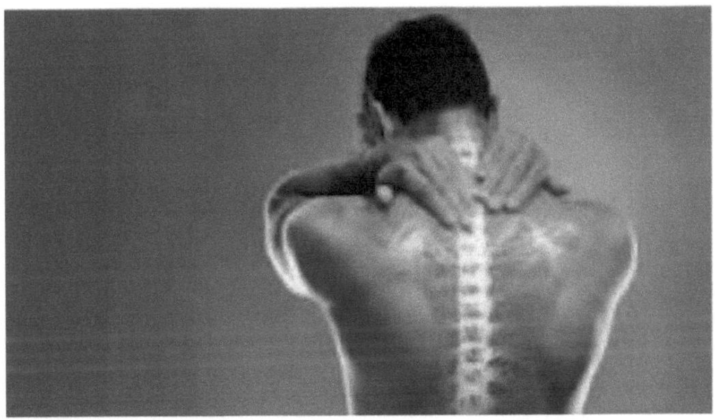

A falta de exercício adequado pode ser dispendiosa para o corpo

***Abuse**; uma rapariga que passou por anos de abuso é susceptível de ficar mais stressada sempre que se lembra da sua provação nas mãos do animal sob a forma humana. Enquanto alguns tentam esquecer e seguir em frente, incontáveis não conseguem imaginar o destino que uma vez lhes aconteceu, ficam imediatamente emocionalmente stressados e lembram-se de qualquer uma dessas incidências. Isto não é bom para o corpo da pessoa em questão, aconselharei esse indivíduo a procurar ajuda rapidamente, uma vez que isto pode quebrar totalmente alguém se não se tiver cuidado.

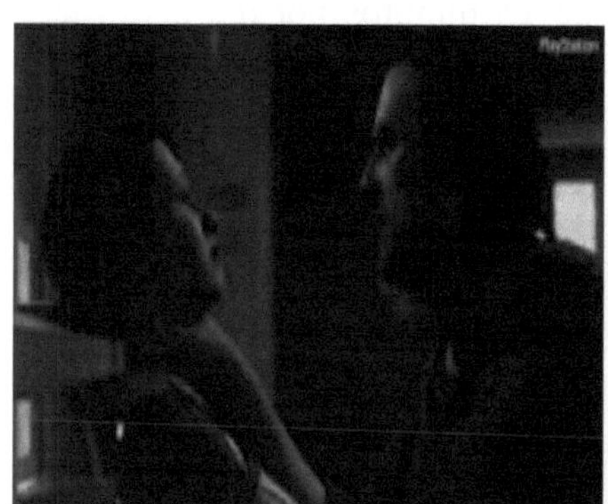

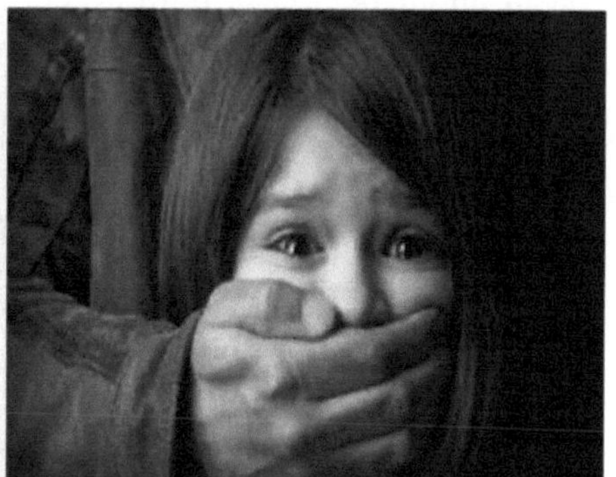

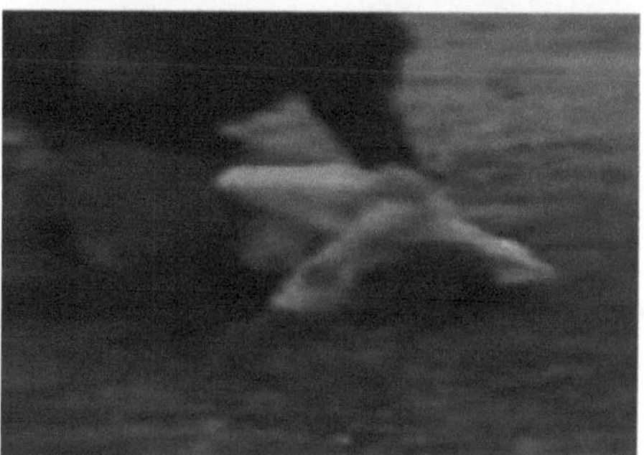

Os abusos trazem muito stress para a vítima

***Dissoluções**; pode parecer demasiado bom para ser verdade, mas na realidade é outra causa importante de stress mortal para o corpo.

Algumas pessoas acham difícil deixar ir, pode levar anos para que alguns superem tal divisão. Não podem simplesmente imaginar o que antes apreciavam e amavam, agora que se foram com o vento, tornam-se tão infelizes, perplexos e demasiado fracos para fazer qualquer coisa, alguns tornam-se inúteis não só para si próprios mas para a sociedade em geral. Isto pode ser muito perigoso para o corpo, é aconselhável que o deixemos ir.

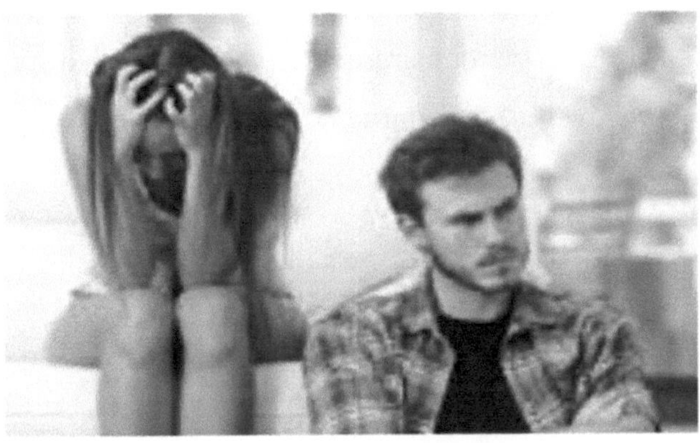

As rupturas também podem ser uma importante fonte de stress

***Matrimónio afectuoso**; o casamento destina-se a ser uma coisa para toda a vida e a ser desfrutado ao máximo, mas parte da razão pela qual continuamos a ter stress a toda a volta deve-se em grande parte ao que alguns casais continuam a encontrar nos seus casamentos. Acho que parte da razão pela qual os amantes cortejam durante alguns anos antes de darem o nó é para conhecer bem o parceiro, mas como é que ainda acontece que depois do casamento, o centro não conseguiu aguentar? Significa que não foi feita a devida diligência antes de se caminhar um ao outro no corredor. Um casamento defeituoso dificilmente trará alegria ao casal, tenho a certeza de que se sabe o que uma mente infeliz traz. Não significa que todos os seus perdidos, ainda há uma saída, se quer verdadeiramente paz e descanso, procure a(s) solução(ões) provável(is) mais tarde.

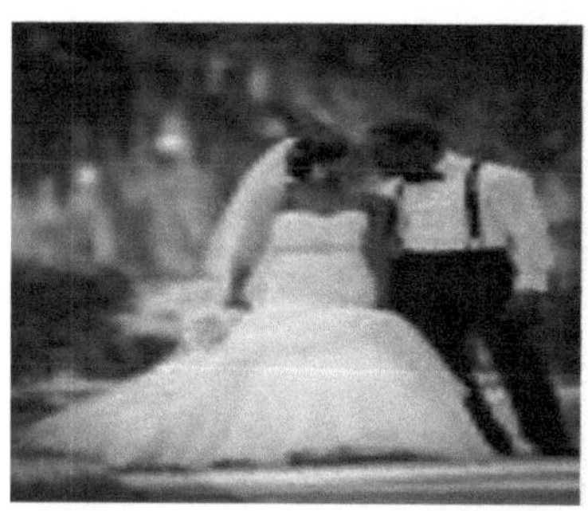
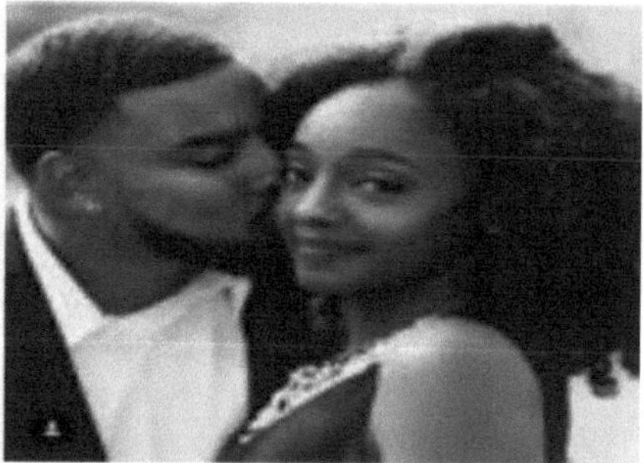

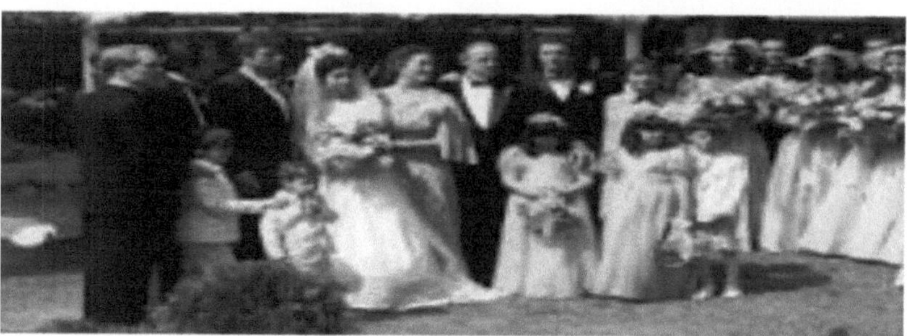

Bullying; se apenas os valentões soubessem as implicações dos seus actos, tenho a certeza de que não se teriam entregado a isso em primeiro lugar. Parte do que continua a acumular stress no corpo do indivíduo abusado é a insegurança e a tortura mental a que ele/ela teria sido sujeito. Isto pesa tal indivíduo, torna-o menos humano e não está disposto a fazer nada. A intimidação pode apresentar-se sob diferentes formas, não necessariamente físicas.

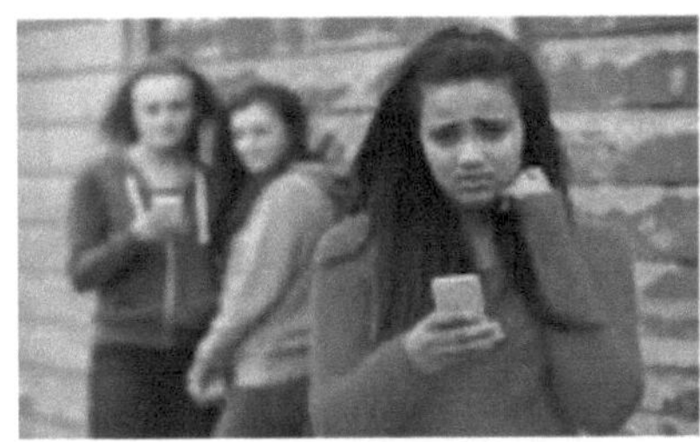
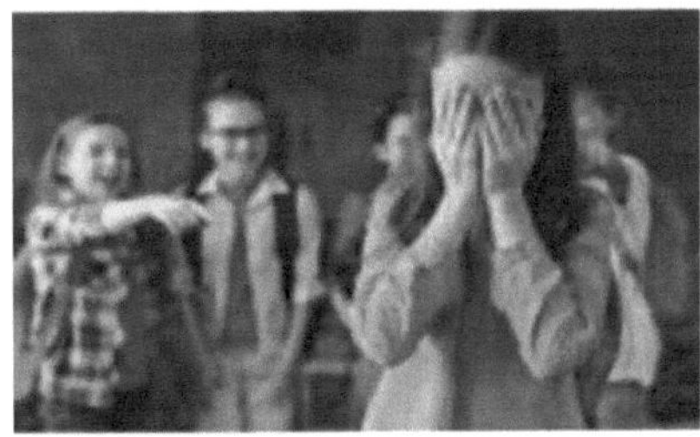
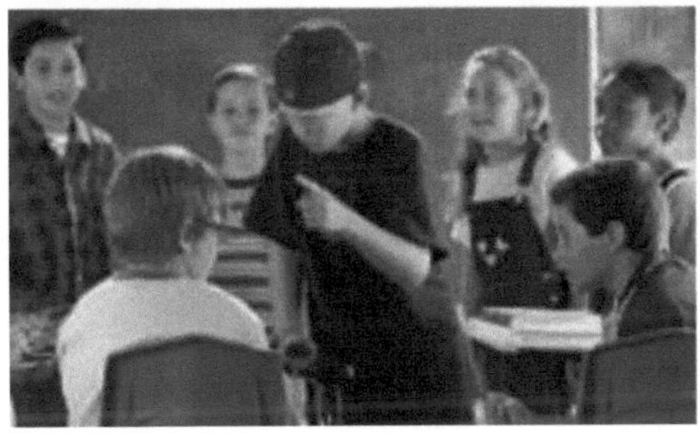

***Poor-Diets**; Peritos também fizeram saber que o tipo de alimento que ingerimos vai muito longe na determinação da forma como combatemos o stress. Espera-se uma dieta equilibrada que contenha alguns nutrientes especiais para ajudar a matar as partículas que se teriam agrupado para formar o stress. Um bom alimento por si só tem uma forma de nos fazer felizes, não é preciso dizer-lhe que acabou de tomar algo agradável, como a comida reage é suficiente para trazer uma alegria inigualável.

Certamente, haverá outras causas menores de stress que a ciência poderá não captar realmente, a beleza da mesma é que conseguimos captar as principais causas que podem ser trabalhadas.

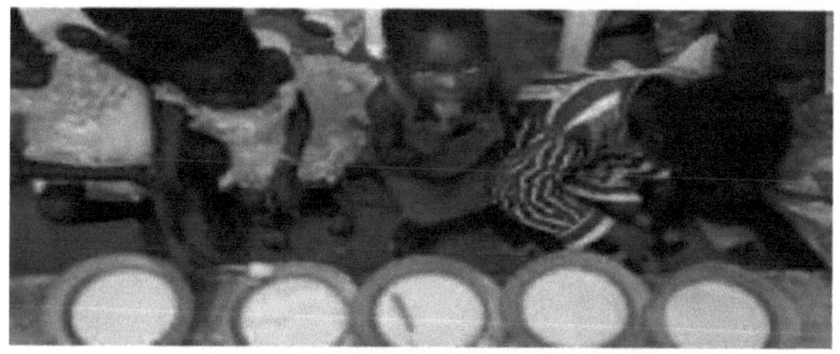

Uma dieta pobre gera stress no corpo

Passemos agora aos sinais prováveis (sintomas) que mostram que um indivíduo está a viver com stress num determinado momento.

SINTOMAS PROVÁVEIS DE STRESS

Falar de sintomas prováveis a ter em conta num corpo em stress é simplesmente referir-se aos sinais que se tornarão perceptíveis. Da mesma forma que o corpo humano se diferencia, também os sintomas se diferem de companheiro para companheiro, também precisamos de ter muito cuidado ao tentar perceber um determinado sinal. É aconselhável que procuremos conselhos de pessoas mais conhecedoras do que criar apreensão desnecessária, o que também pode agravar o pouco stress que estamos a gerir.

Os principais sintomas/sinais a ter em conta incluem;

***Dificuldade de sono**; este é, sem dúvida, um dos principais sintomas do stress, independentemente do que se faça, o sono recusar-se-á simplesmente a chegar a um corpo tão cansado e desgastado. O sono só pode chegar a um corpo relaxado, mas no caso de um corpo desgastado adormecer subitamente, os peritos com quem falei fizeram-me compreender que esse será um cenário completamente diferente. Algumas pessoas gostam por vezes da incapacidade de dormir à insónia, mas verdade seja dita, não se pode comparar o problema induzido pelo stress à insónia. Depois de descansar e tomar as precauções necessárias, é provável que o corpo afaste o stress e desfrute de algum sono, mas isso não se pode dizer da insónias, apenas se tomará uma terapia séria que inclua medicamentos, exercício, consultas, etc., antes de escapar ao seu arrastão.

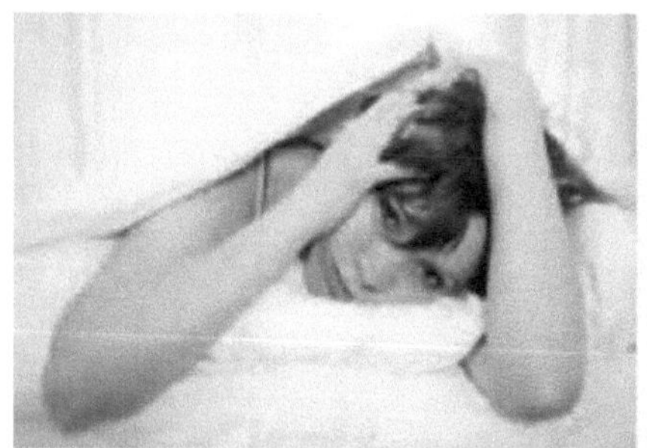

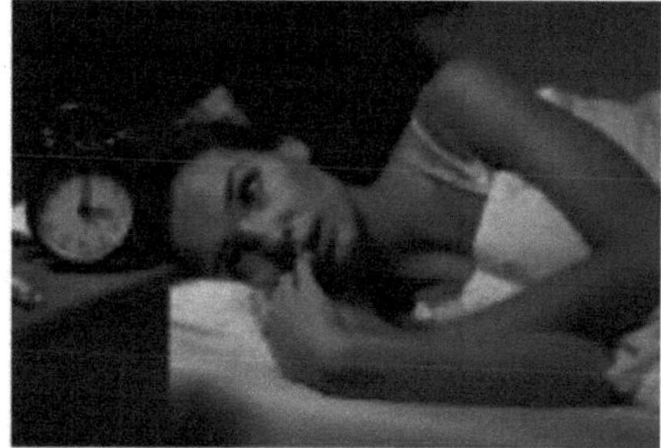

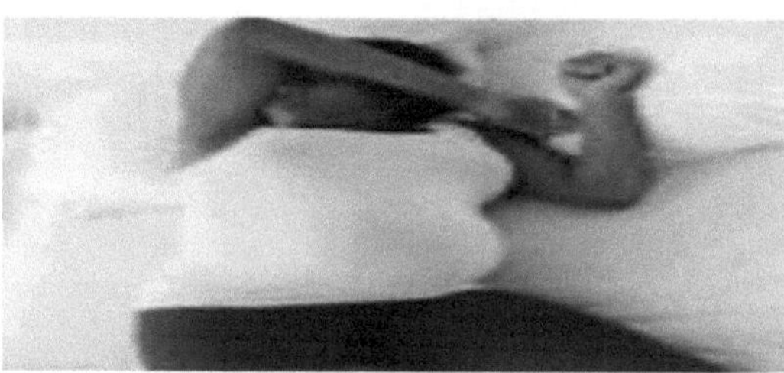

Dificuldade em conseguir dormir é um sinal importante de stress

***Problema com a Digestão**; por vezes chega a ter problemas com a digestão quando um corpo é stressado para além do nível normal. Como é que o stress causa problemas de digestão? Foi exactamente isso que perguntei a uma Fisioterapeuta, ela partiu-o ao ponto de eu não poder deixar de concordar com ela, uma mulher maravilhosa. Em vez de ter uma digestão fácil do que absorvemos, a gravidade do stress tornará totalmente impossível que isso aconteça, levando assim o desconforto ao longo do caminho.

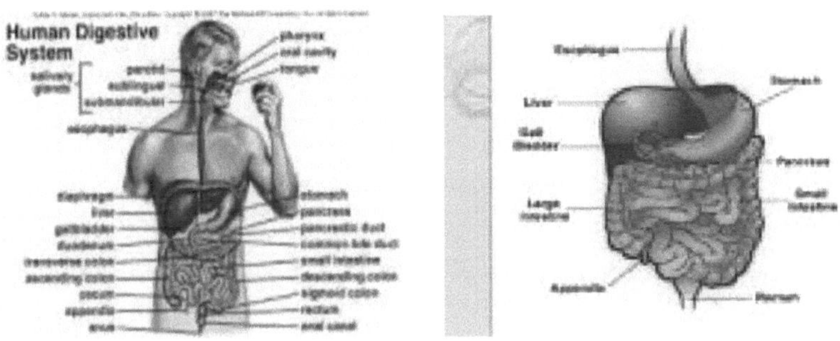

A fácil digestão dos alimentos torna-se difícil uma vez que o stress entra no sistema humano

***Inquietação**; este é outro sintoma importante que diz a um indivíduo estar sob a influência do stress, passando pela forma como essa pessoa reage, se move, trabalha ou faz coisas. A gravidade do stress fará com que o corpo não fique à vontade durante todo o período, pode até piorar se não for tratado suficientemente bem para desfrutar de alguma facilidade

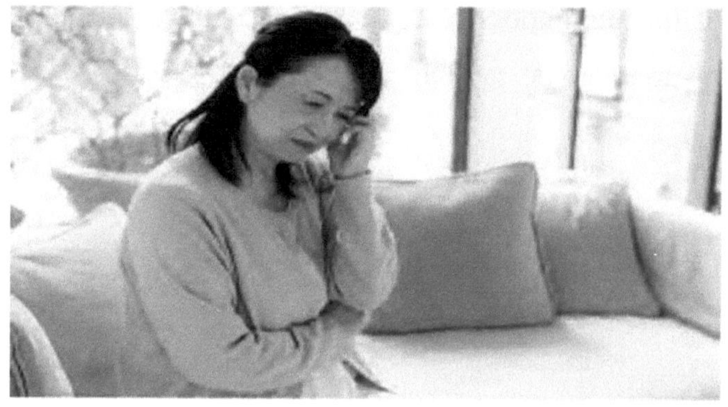

A inquietude instala-se quando o corpo está sob tensão

***Dificuldade de concentração**; é uma coisa normal, não vejo como um corpo muito cansado irá gostar do luxo de tomar algo, será quase impossível. Por exemplo, vejamos o caso de um estudante stressado, não sei como o quer fazer, há todas as possibilidades de tal estudante não ganhar nada na escola para aquele dia em particular em que o corpo estava stressado, será difícil concentrar-se no que o professor está a ensinar.

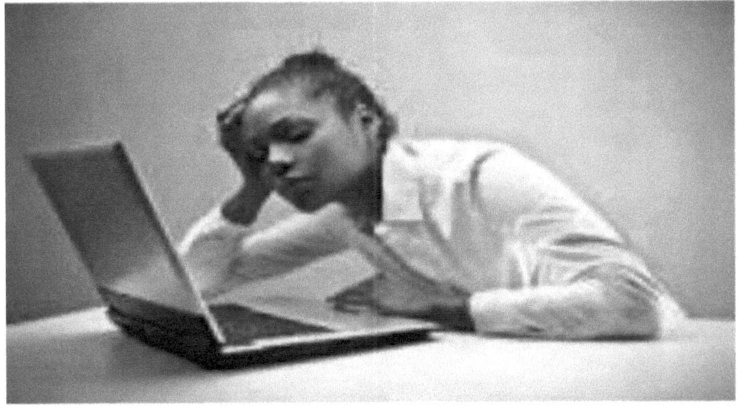

A incapacidade de concentração é um sintoma chave do stress

Serious Headache; stress sometimes comes with a serious headache which bring desconfort to the victim for a greater part of the day, the severity will make the fellow totally redundant for that period, not until the problem wears off. Pergunto-me como é que um trabalhador será útil a uma organização que utiliza demasiado o seu pessoal, razão principal pela qual algumas empresas se certificam de que os trabalhadores têm uma pausa para se refrescarem e provavelmente se protegem contra qualquer coisa que possa trazer desconforto.

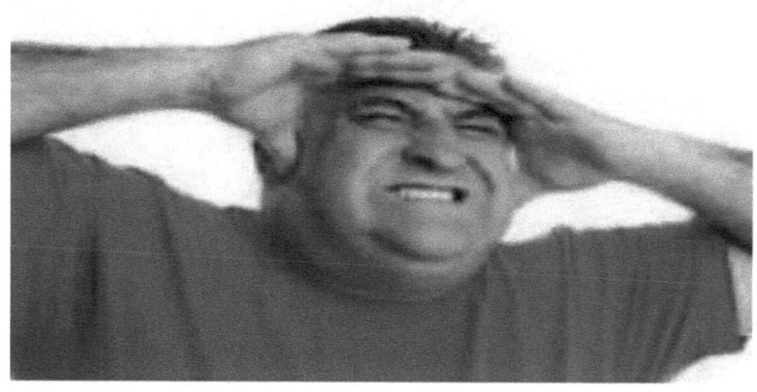

O stress traz frequentemente sérias dores de cabeça

***Suor excessivo**; outro sinal de stress é o ritmo a que se transpira, mesmo com um tempo fresco. Vai continuar a vir em torrentes enquanto não se sentar em algum lugar e descansar um pouco. Encontramos alguns companheiros com lenços molhados e começamos a perguntar-nos qual é o problema, alguns podem ter ficado demasiado stressados. Deve também notar-se que nem todo o suor é resultado do stress, alguns apenas se tornam naturais.

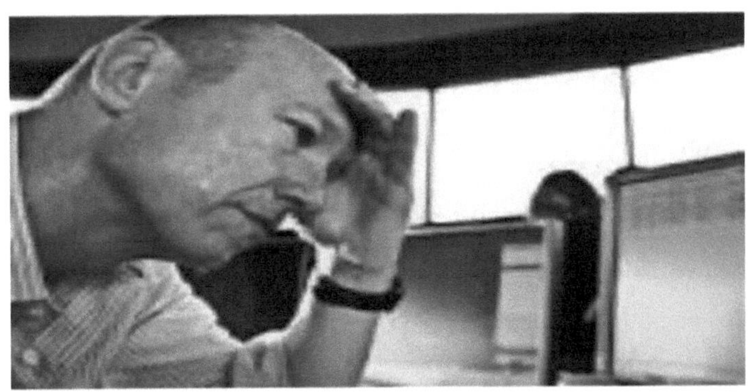

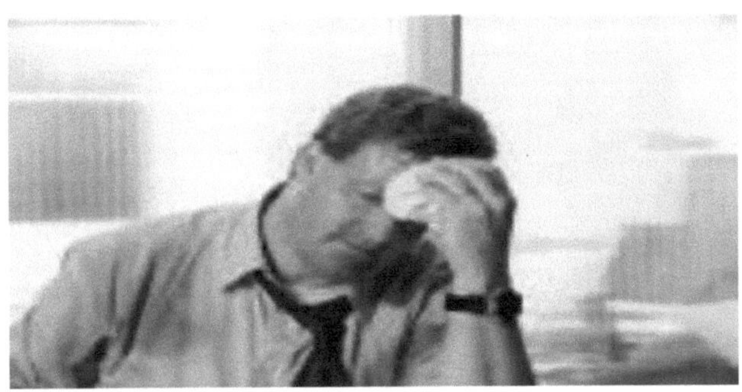

A sudação é outro sinal importante de estar sob stress severo

***Pains**; experimentar dores fortes também pode ser um sinal de stress, mas não se espera que todos os corpos cansados experimentem dores, os sintomas irão certamente diferir de uma pessoa para outra.

A dor que normalmente acompanha a dor pode ocorrer em qualquer parte do corpo. Segundo um médico "Esperar a dor em qualquer parte do corpo, pode ser na perna, mãos, corpo ou cabeça". A sua instrução tal pessoa leva as coisas com calma e toma medicamentos que vão matar a dor, qualquer tentativa de gerir tal dor e continuar com a tarefa que a causou inicialmente pode ser fatal".

Pergunto-me por que razão alguém deixará tal desconforto sem tratamento e continuará a trabalhar, muitas vidas foram cortadas no processo.

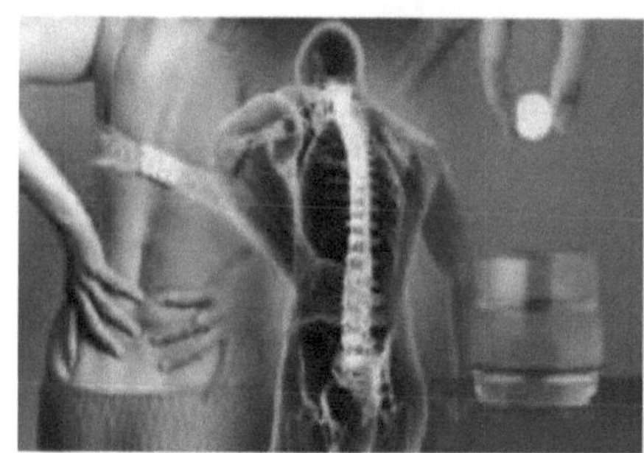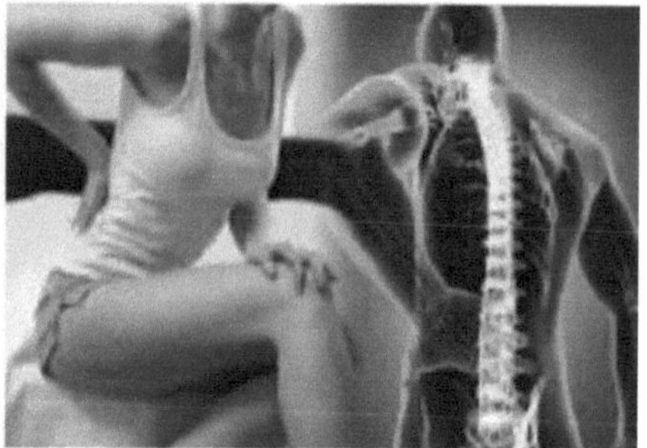

As dores crónicas também podem ser um sinal de um corpo em stress

***Fúria desnecessária**; encontramos algumas pessoas que expressam raiva por pequenas questões que não deveriam ter justificado tal acção, elas tendem a inflamar-se com a mais pequena provocação. Este é outro problema grave que precisava de ser resolvido, pelo que muitas incidências infelizes surgiram como resultado de se enfurecerem desnecessariamente. Aconselhar-vos-ei a visitar um Perito ou Conselheiro que possa ajudar com dicas para gerir a vossa raiva, existe uma terapia conhecida como *Gestão da Raiva*, que pode ser de ajuda. Receberá mais no decorrer do livro

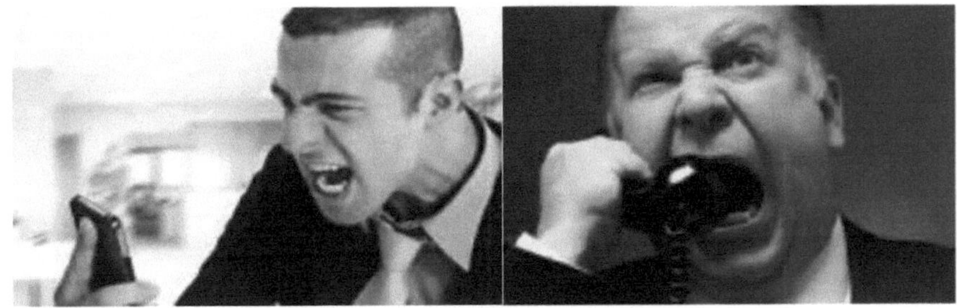

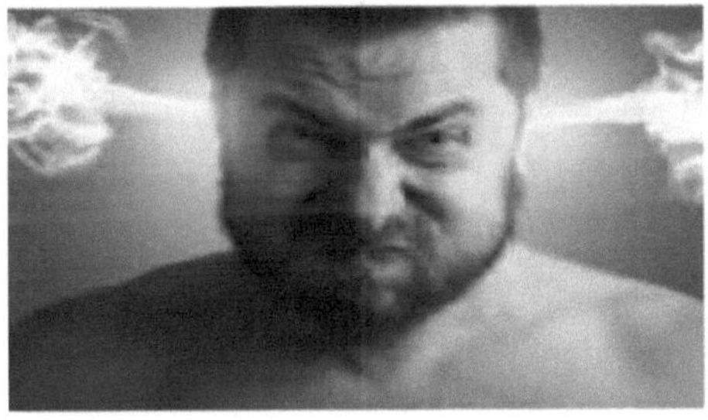

Outro sinal de stress no corpo é a raiva desnecessária

Duldade; é esperado, a maioria das vítimas stressadas tendem a ser aborrecidas, o seu humor falará em volume do que estão a passar actualmente. Não importa o que se faça para as animar, será nulo, não até que esse stress se atenue até um certo nível.

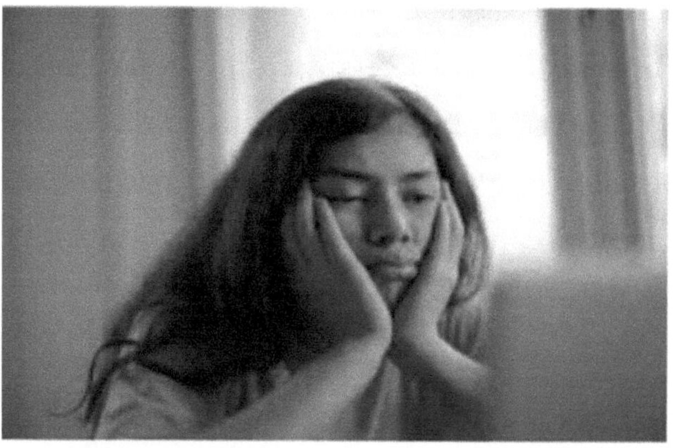

Alguns momentos de tédio podem ser um sinal de stress excessivo

***Desculpe**; muitas vezes encontra algumas pessoas preocupadas com questões que normalmente não precisam de ser preocupadas, isto é um grande sinal de stress. Começam a perguntar-se por que razão tais pessoas continuam a perturbar-se por nada, tal acto pode provavelmente não continuar até que o stress desça a um certo nível ou se dissipe.

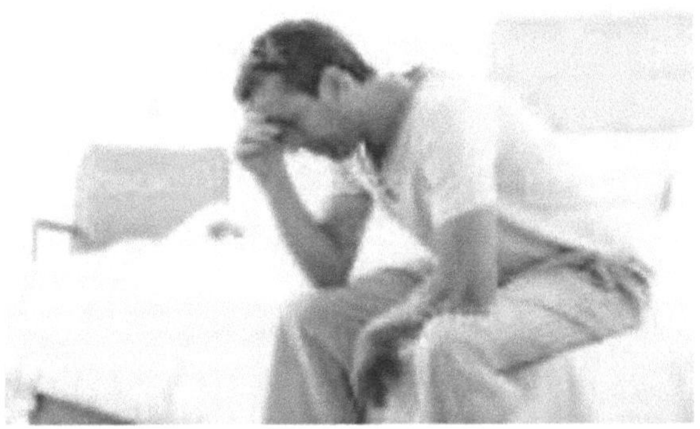

Algumas preocupações podem ser um sintoma de stress

***Itchy Skin**; recebi isto de um dos peritos, fui levado a compreender que isto não é muito comum, mas ocorre em alguns corpos estressados. A vítima vai sentir continuamente comichão que vem uma e outra vez, não até a pessoa levar as coisas com calma e calma, a comichão pode continuar.

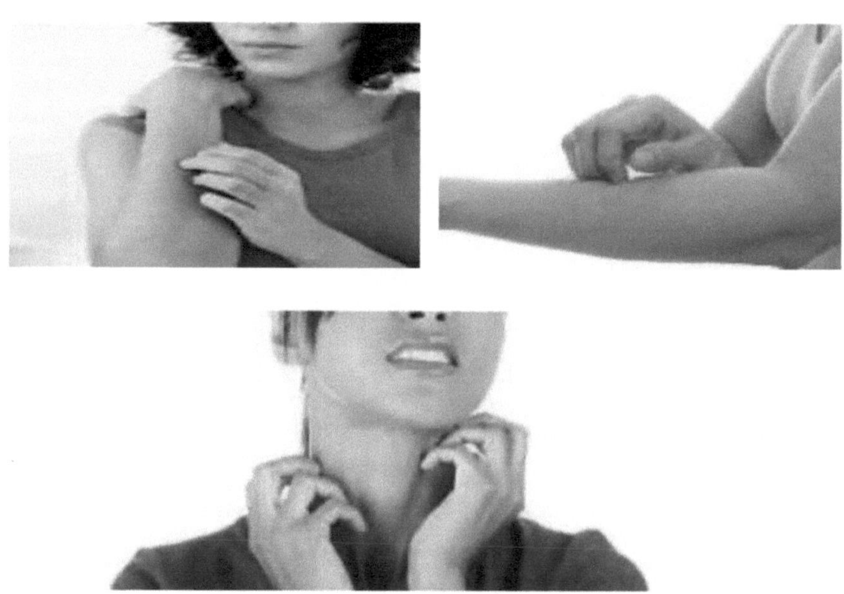

A prurido do corpo também pode ser um sintoma, mas não muito comum

***Over Comer/Menos Comer**; como costumo dizer, há alguns factos que são simplesmente indiscutíveis, basta tomar as coisas como elas são. Pode ter-lhe acontecido numa altura ou noutra, uma situação em que está com fome mas decide comer pouco apesar da disponibilidade de comida às suas ordens. Isto pode ser um sintoma grave de um corpo em stress. Alguns vão até ao ponto de se alimentarem em excesso até uma fase em que a obstipação se instala agora, o que também pode ser um sinal.

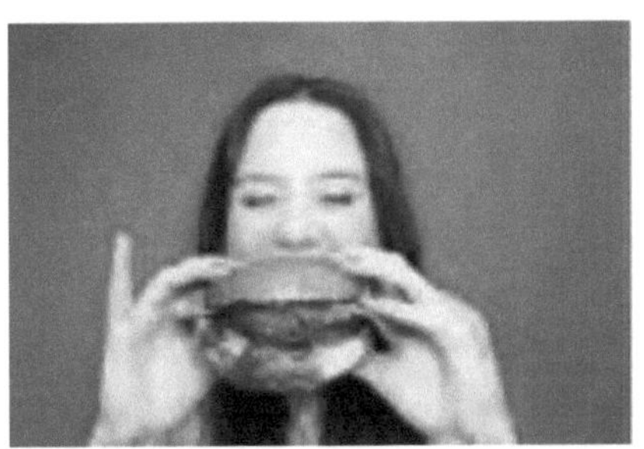 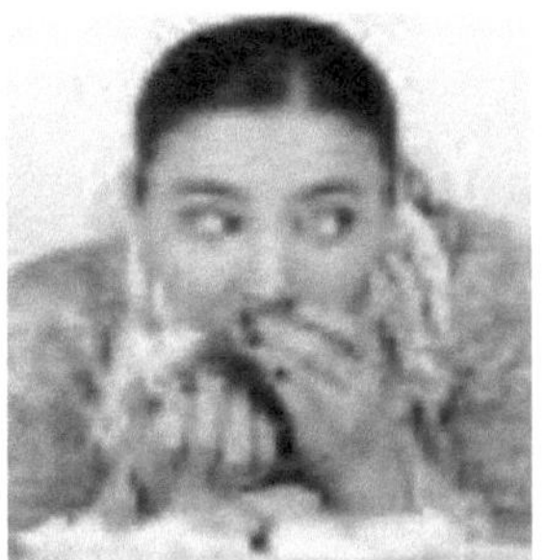

Teor desnecessário; este é um sinal de que muitos ainda estão por aceitar, perturba uma maior percentagem de pessoas lá fora mas nunca souberam que a causa provável poderia ser atribuída ao stress. O medo surge de vez em quando enquanto o stress permanecer no corpo da vítima, e não enquanto não for lavado, elementos de medo estarão sempre presentes.

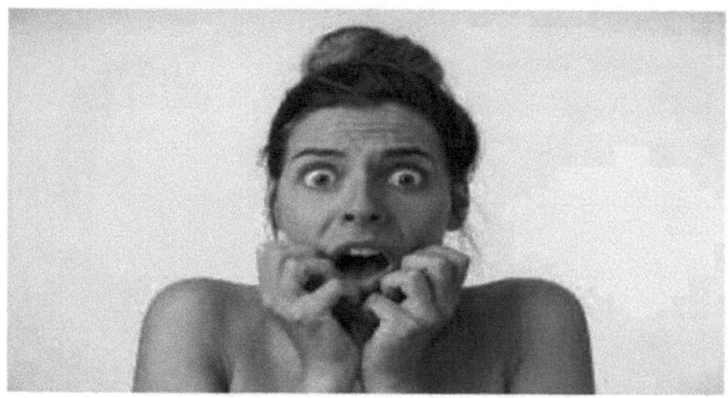

O medo desnecessário é outro sintoma de stress

Pansiedade; não se deixe surpreender, pode estar a pensar porque é que o cansaço, é cansaço e não stress em si mesmo, a resposta é sim e saber. Na verdade, o stress pode ser usado no lugar do cansaço e é também importante notar que há alturas em que o cansaço sério em forma de fadiga se instala quando um corpo está totalmente stressado. Pergunto-me quão útil ou produtivo pode ser um corpo fatigado.

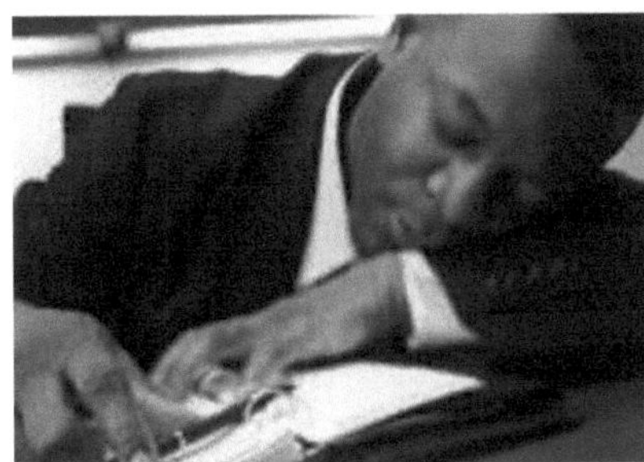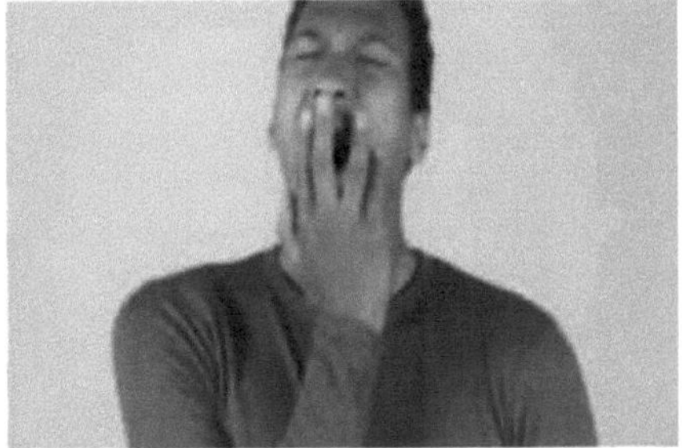

Um dos principais sinais de stress é o cansaço

***Serious Tension**; há situações em que um indivíduo stressado continuará a passar por uma tensão severa, uma situação em que o estado de espírito da vítima será instável. A concentração em tal situação será agora uma grande tarefa, na medida em que inúmeros erros serão cometidos numa série de curtos períodos de tempo. Um homem que actualmente experimenta tensão dificilmente pode fazer algo sem problemas, razão principal pela qual não deve "aproximar-se do nosso corpo".

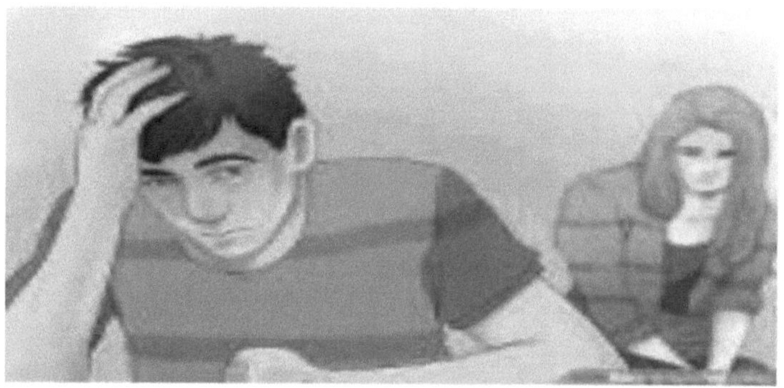

As pessoas que vivem com tensão podem estar sobrecarregadas

LIKELY COMPLICATIONS/ EFEITOS DO ESTRATÉGIO

Há algumas complicações que provavelmente surgirão, não graças ao stress que tomou conta do funcionamento do corpo da vítima naquele momento. Os efeitos podem ter alguma semelhança com outros males mortais, mas o que tentamos retratar são os mais prováveis, independentemente de serem parecidos com outros. Partes das prováveis complicações a ter em conta incluem;

***Mata o Sex Drive**; não vejo como é que um corpo muito cansado responderá rapidamente às aberturas de um parceiro, só precisará da sua graça para acontecer. Penso que não precisamos de um Médico para elaborar ou nos dizer mais sobre o porquê de tal acontecer, a natureza nunca poderá ser enganada, uma vez que se faça o impensável, e depois estar preparado para uma ocorrência impensável. O seu verdadeiro parceiro já experimentou isto em inúmeras ocasiões, não há nada que o seu parceiro faça que o desperte, não até que tenha um merecido descanso, ainda depende de como o seu corpo responde aos estímulos. Tal como acontece com os homens assim acontece com as mulheres, não deve parecer que apenas um género em particular sofre com isso.

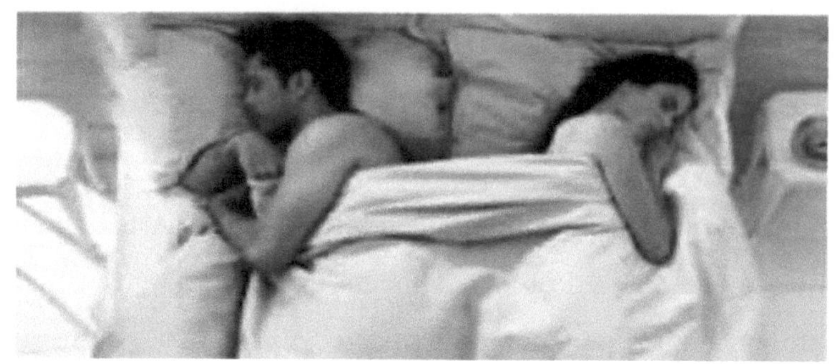

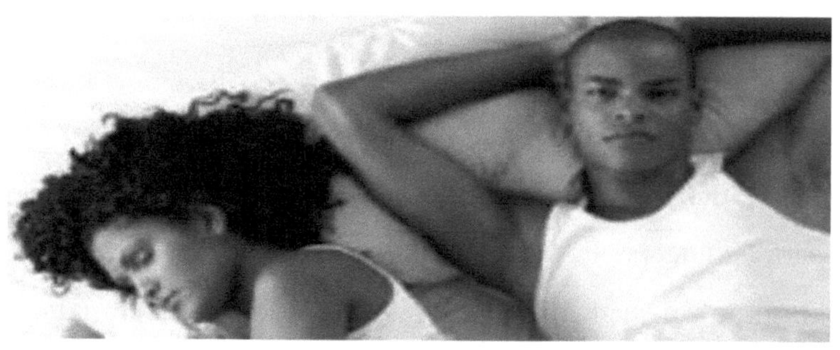

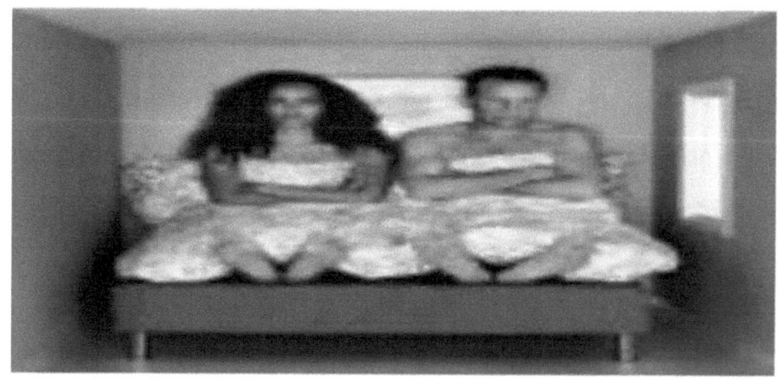

O desejo sexual será grandemente afectado num parceiro

stressado

***Perda de cabelo**; pode parecer-lhe estranho, mas a minha pesquisa e consulta mostrou que quando se permite que o stress se apodreça durante muito tempo, pode causar perda de cabelo, independentemente da idade ou sexo da pessoa em questão.

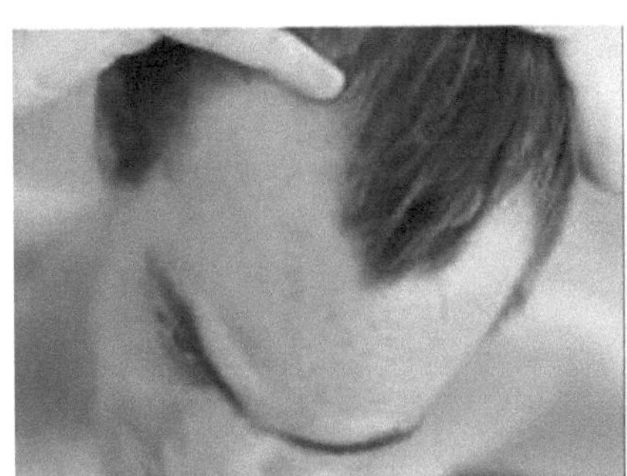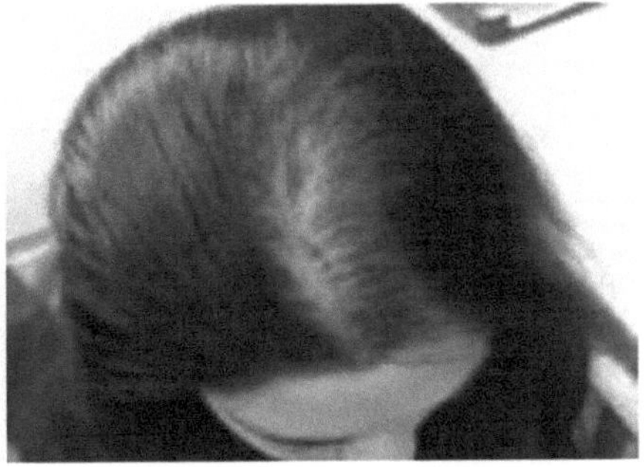

O corpo em excesso de stress pode eventualmente resultar em queda de cabelo

***Ciclo Menstrual da Perturbação**; tenho particular pena de algumas mulheres que têm de lidar com os efeitos do stress para o corpo, pode ser muito frustrante até certo ponto. Algumas podem falhar ou não experimentar o seu fluxo regular, não graças a uma mudança no seu sistema corporal, e isto não é nada bom.

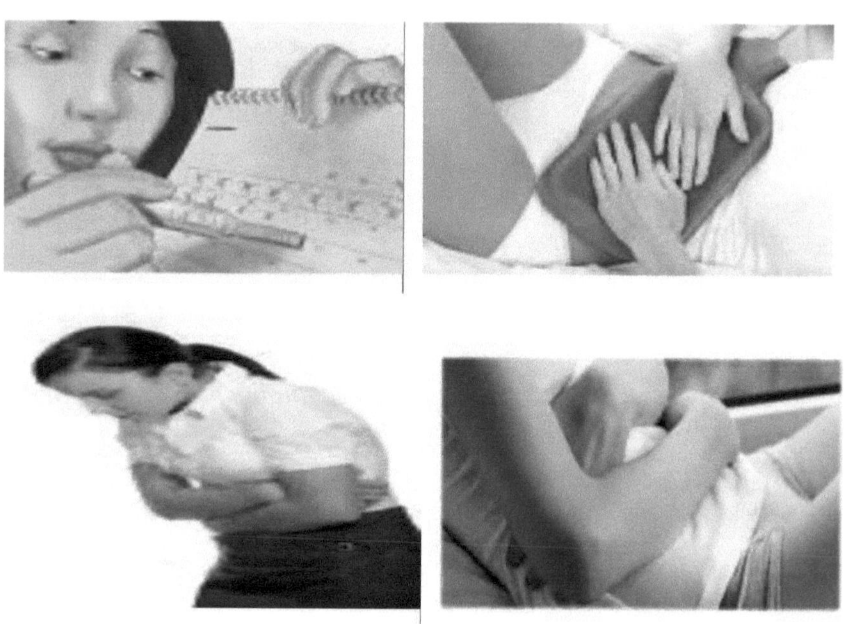

O stress irá provavelmente afectar os ciclos menstruais das mulheres

***Problema de infertilidade**; sem bater sobre o arbusto, permitir o stress durante mais tempo pode fazer com que o indivíduo se torne infértil sem saber. Alguns podem estar a perguntar-se como é que o stress pode continuar a causar tais danos colaterais, mas a verdade é que pode realmente chegar a isso se não se tomar cuidado. Tem a capacidade de afectar a trompa de falópio e o útero de uma mulher enquanto a contagem de esperma do homem é seriamente alterada.

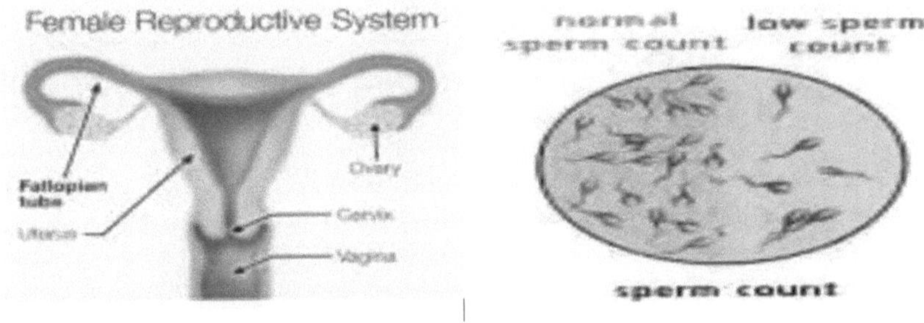

Um corpo estressado pode danificar estes órgãos vitais

***Corpo quente**; algumas pessoas experimentam corpos quentes quando utilizam demasiado o seu corpo, o sistema já não consegue lidar com a quantidade de toxinas mortais que o stress tinha libertado no corpo, dando assim um sinal sério desse calor. Tenho a certeza de que sei o que fazer quando começar a sentir uma mudança de temperatura, quando tiver um merecido descanso ou quando tomar a sua medicação.

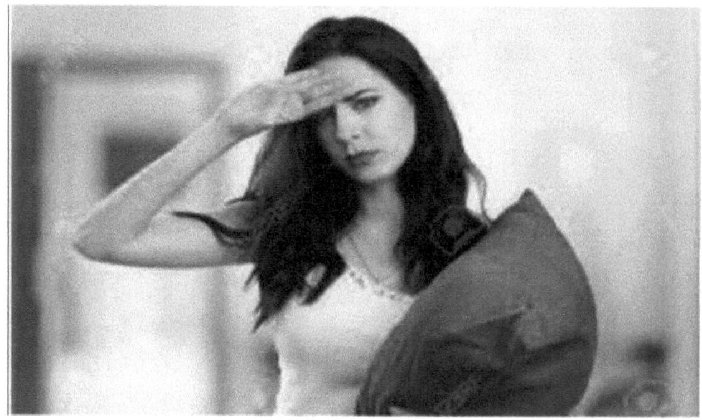

Sentir-se quente é parte do que o stress faz ao corpo de uma vítima

***Afecta o crescimento das crianças**; a acumulação de stress nos jovens pode impedir o seu crescimento, fazendo com que pareçam menores do que a sua idade normal, este é um factor do qual muitos pais estão claramente alheios. A glândula pituitária e as hormonas de crescimento responsáveis pelo crescimento terão a sua eficácia muito encurtada.

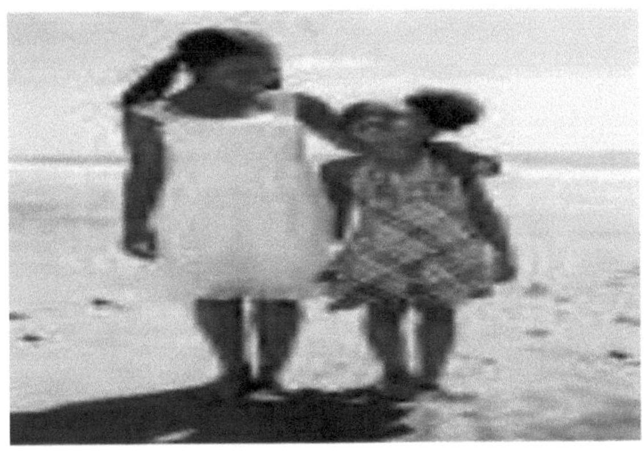

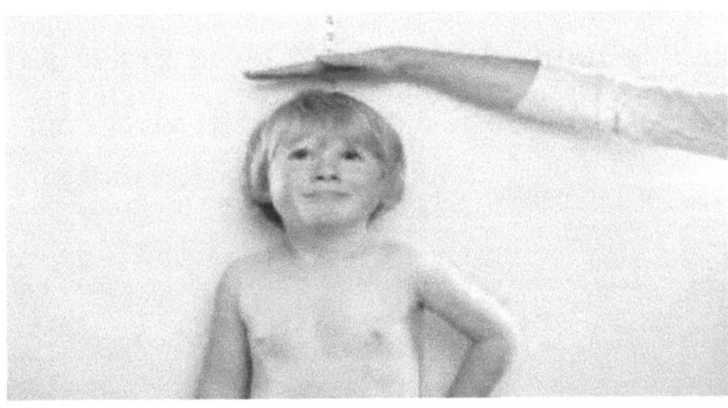

O stress pode impedir em grande medida o crescimento de crianças

***Draina Energia**; a força que teria sido útil em áreas produtivas irá drenar a um ritmo mais rápido do que alguma vez se imaginou. O efeito continuará a manifestar-se enquanto o stress permanecer activo no corpo.

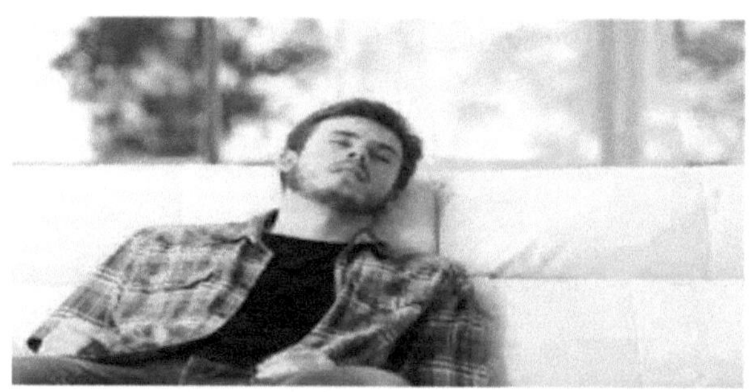

O stress por vezes drena energia no corpo humano

*Aggressividade; um empregador ficará satisfeito por ver o seu empregado demonstrar agressividade ao serviço, um passo que pode ajudar a impulsionar o negócio. Como é que o explicamos? Quando um indivíduo reage de forma desnecessária ou agressiva a questões que podem ser negligenciadas, este é outro sinal de viver com stress.

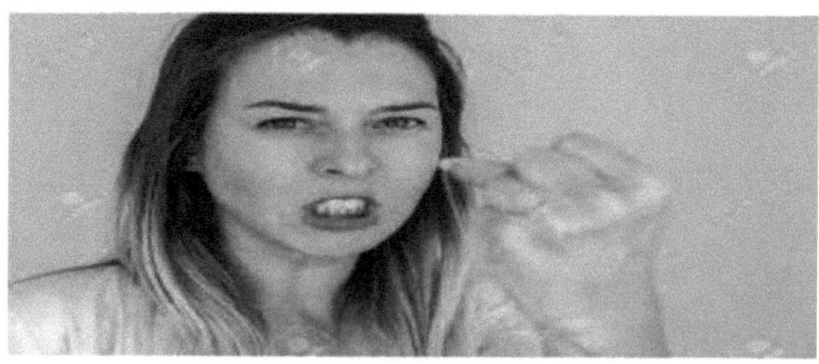

A agressividade desnecessária é um efeito de stress

***Mais peso**; os médicos aconselham-nos regularmente a observar o nosso peso devido aos efeitos secundários que tem sobre o corpo, excepto em casos especiais em que é necessário. Assim que permitir que o stress tome uma melhor parte do seu sistema, então, esteja

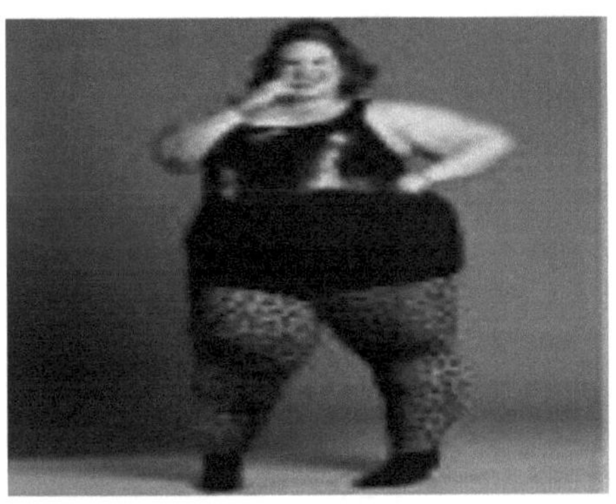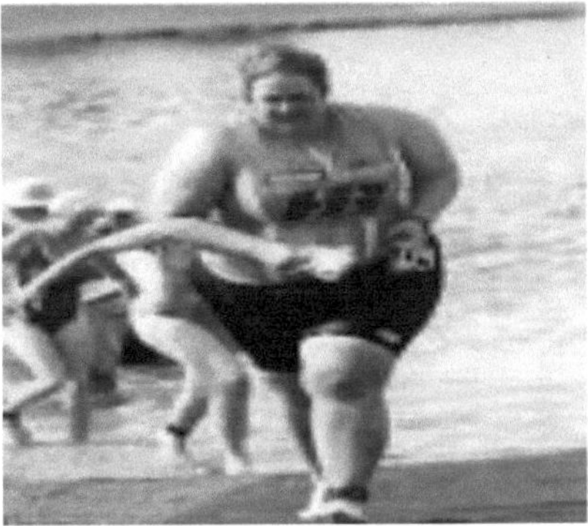

preparado para ganhar mais peso.

Demasiado stress pode fazer-nos ganhar mais peso sem o saber

***Acostumar-se**; esta é uma grande questão que precisava de ser enfrentada de cabeça erguida, quão mau pode ser acostumar-se a uma coisa má? É isto que o stress faz a algumas pessoas, habituaram-se a ele como se fosse uma coisa benéfica para o corpo, um efeito muito mau do que o stress faz ao sistema. Temos de ter cuidado com tal condição, não a ultrapassar a tempo pode ser muito desastroso no futuro ou mesmo danificar órgãos vitais do corpo.

***O abuso de substâncias**; a investigação também mostrou que um maior número de vítimas stressadas tendem a recorrer a algumas práticas perigosas que acreditam poder salvá-las. As coisas prejudiciais são tomadas com abandono imprudente até ao ponto em que surge outra questão, complicando assim o que já está no terreno.

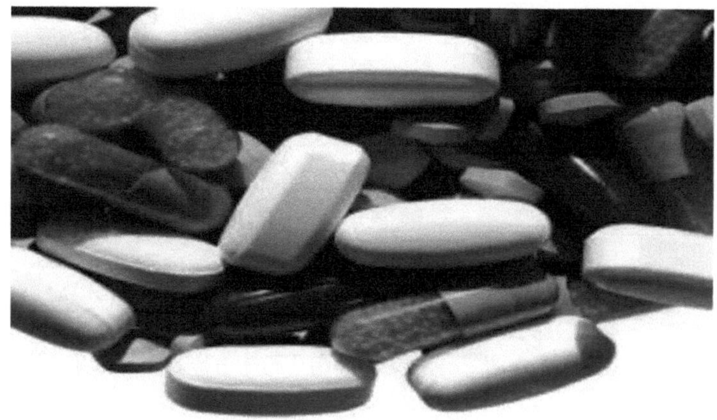

Algumas pessoas recorrem a substâncias perigosas para aliviar o stress

***Depressão**; esta é uma complicação que não devemos desejar, não falar de a ter a tomar melhor parte do nosso sistema corporal. Uma mente deprimida pode ser a sua altura, nada voltará a parecer interessante para tal indivíduo, parecerá como se o mundo não significasse nada. É muito possível para um indivíduo deprimido recorrer a tirar a sua própria vida, sim, é assim tão mau. O stress pode empurrar uma mente outrora ágil para um estado depressivo, se permitido, precisamos de fazer tudo o que estiver ao nosso alcance para o combater. Procure uma possível solução mais tarde.

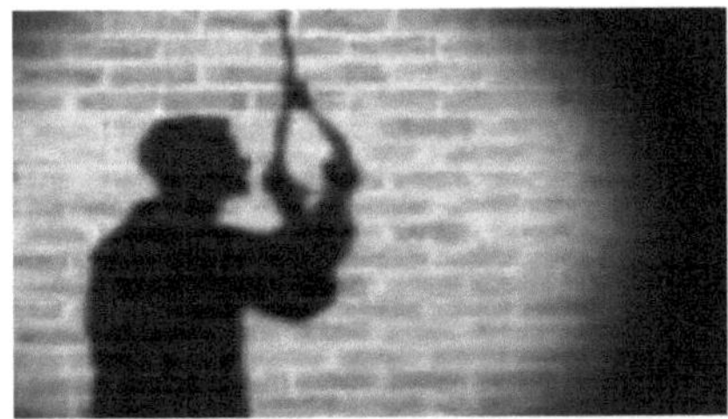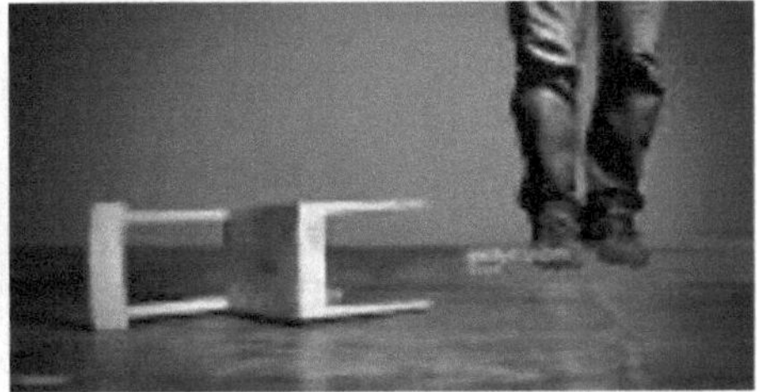

Partes do que o stress pode fazer um sujeito deprimido fazer

***Aggravates Ulcer**; todos sabemos o que um doente com úlcera passa quando se levanta a sua cabeça feia, qualquer problema que a possa inflamar deve ser evitado, tal como o stress. Qualquer erro que permita que o stress se misture com tal problema, então, será um problema sério a tratar. A dor será apenas demasiado para lidar com a vítima. Para não esquecer, os doentes com úlcera devem observar o que comem e bebem, não se devem esquecer de tomar as suas refeições como quando é devido.

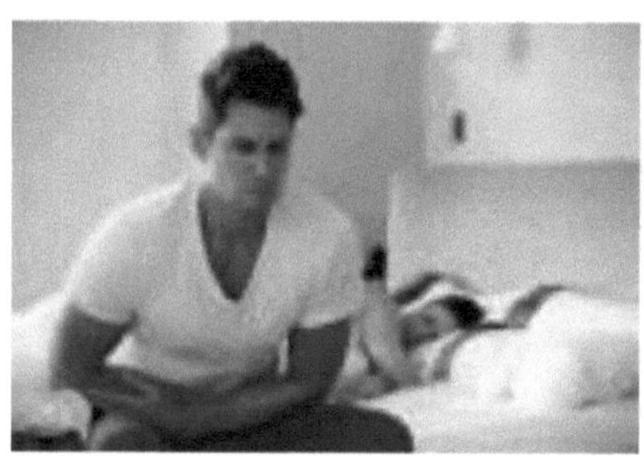

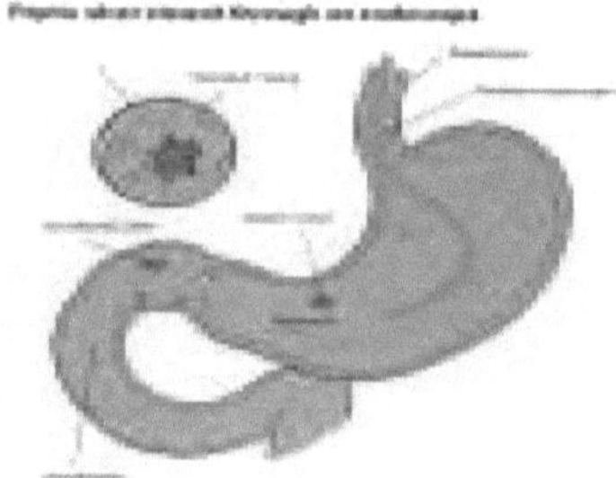

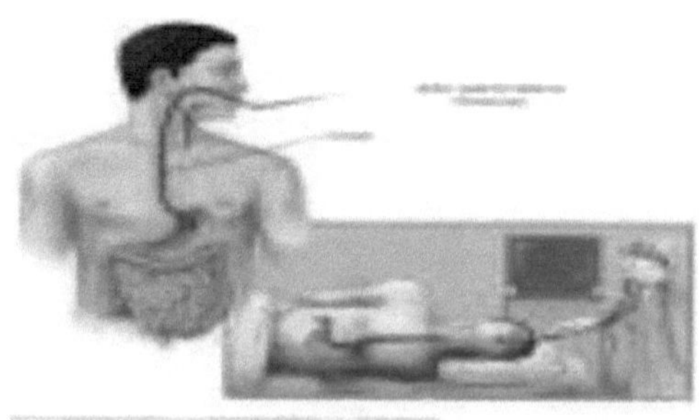

O stress também pode causar mais danos às pessoas que vivem com úlceras

***Mental Issue**; pelos factos que recolhi daqueles que supostamente deveriam saber mais, sabe que é muito possível que uma pessoa stressada comece a perdê-lo se não se tiver cuidado? Um psiquiatra que entrevistei disse que alguns dos pacientes actualmente em admissão foram diagnosticados com stress agudo, um problema que continuou sem diminuir, apesar da sensibilização que fazem ao longo do tempo. O stress pode causar mais danos ao cérebro do que alguma vez pensámos

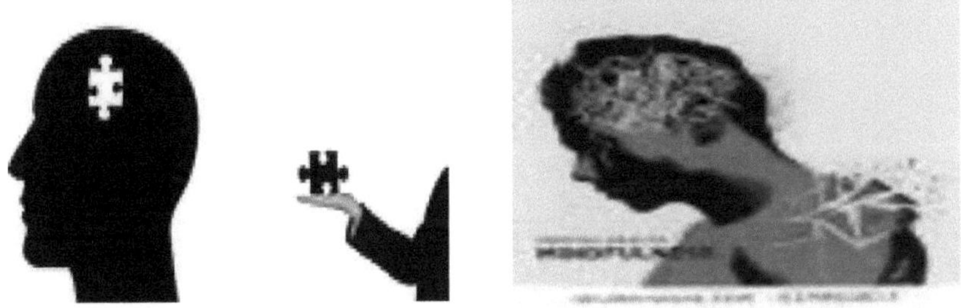

O stress faz mais danos ao cérebro do que alguma vez imaginámos

***Problema renal**; pode agora ver porque é totalmente errado permitir que tal problema se apodreça no corpo, só pode piorar, não até que façamos o necessário. A gravidade do stress pode empurrar o seu peso para aquele órgão vital do corpo, destruindo assim um dano inimaginável antes de o conhecermos.

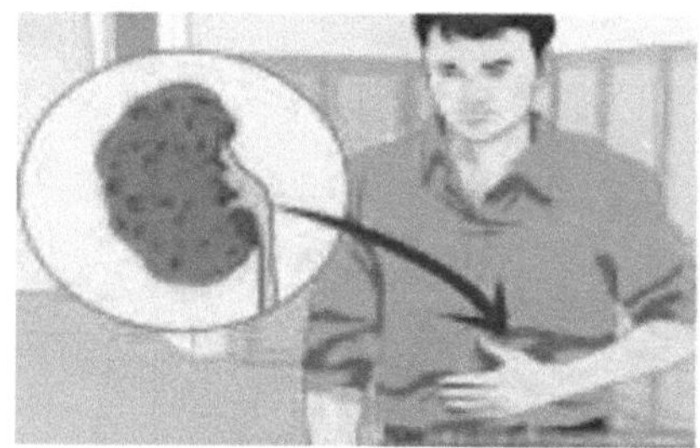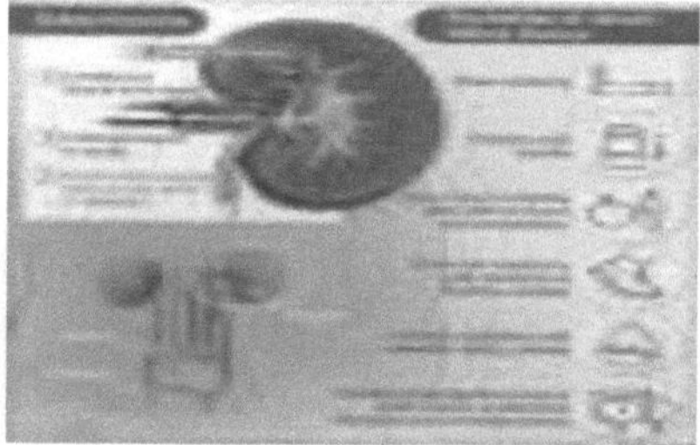

O stress pode eventualmente resultar em problemas renais se for permitido no corpo durante demasiado tempo

***Sadness**; não ficaria surpreendido se entrasse em contacto com uma senhora stressada que se sentisse infeliz ou que pintasse um rosto sombrio, a expressão no seu rosto diria tudo, outra complicação grave de stress para o corpo.

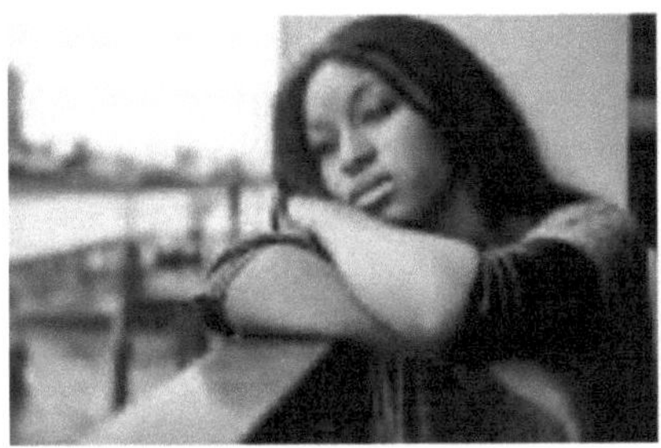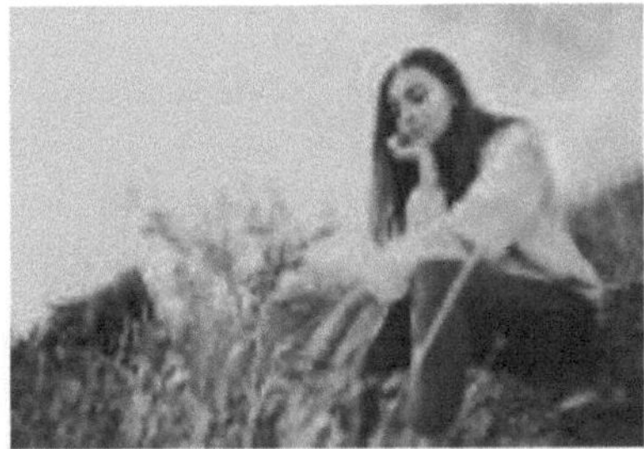

O stress pode tornar um sujeito outrora vibrante tão triste

***Sistema imunitário eficaz**; a gravidade do problema pode continuar a afectar a eficácia do sistema imunitário humano na defesa do corpo contra doenças nocivas. O escudo de defesa será grandemente quebrado, permitindo que se torne poroso para todo o tipo de penetrar no corpo.

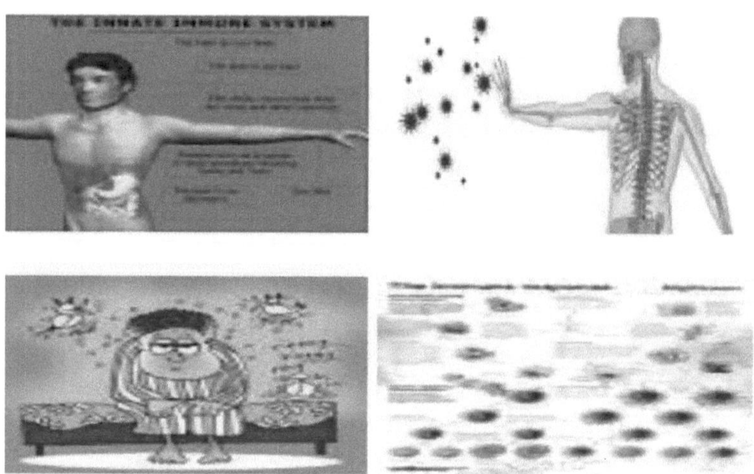

O sistema imunitário humano pode ser enfraquecido por stress recorrente

***Hipertensão**; apesar de a ter como parte dos sintomas prováveis, o stress também pode levar a ter uma tensão arterial elevada (PA alta). É claro que se sabe o quão debilitante pode ser para a vítima. Um indivíduo que viva com PA alta pode ser exposto a outras doenças mortais, a menos que se procurem rapidamente medidas úteis.

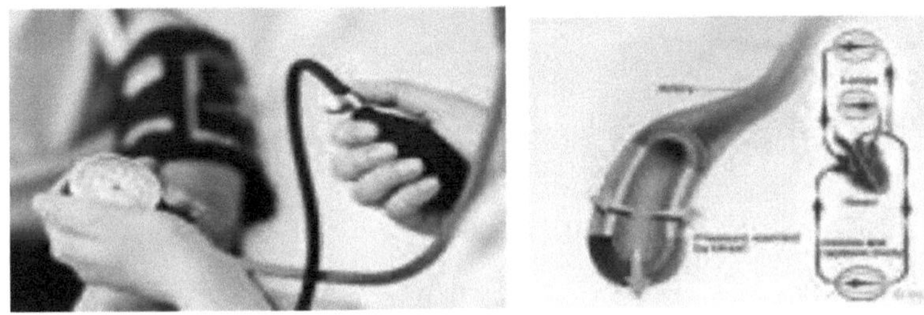

O stress pode levar-nos à beira da hipertensão se não tivermos cuidado

***Muito prejudicial para os capilares**; esta é a parte do sistema humano que ajuda na cura rápida de uma ferida, uma vez que o stress se agarra bem ao corpo, então, espera-se um dano grave para os capilares. Por vezes, ajuda a cobrir uma ferida aberta

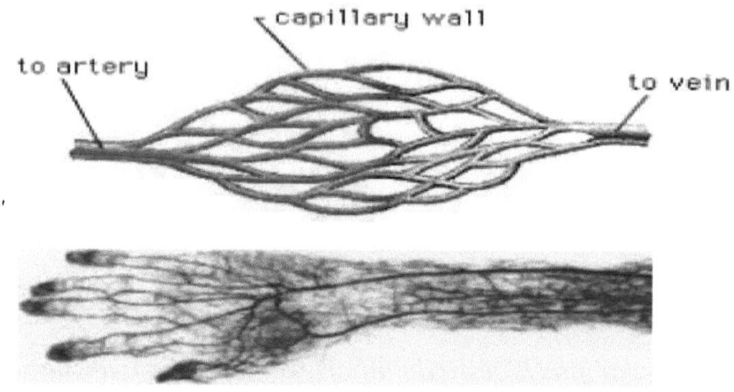

Os capilares vitais também podem ser danificados por stress severo

***Nervosismo**; há toda a possibilidade de a vítima ficar nervosa como resultado do assunto em questão, pode levar a algo que nunca desejámos se não for tratado a tempo. Chamando-lhe medo injustificado, pode não estar longe da verdade, um efeito claro de stress para o corpo.

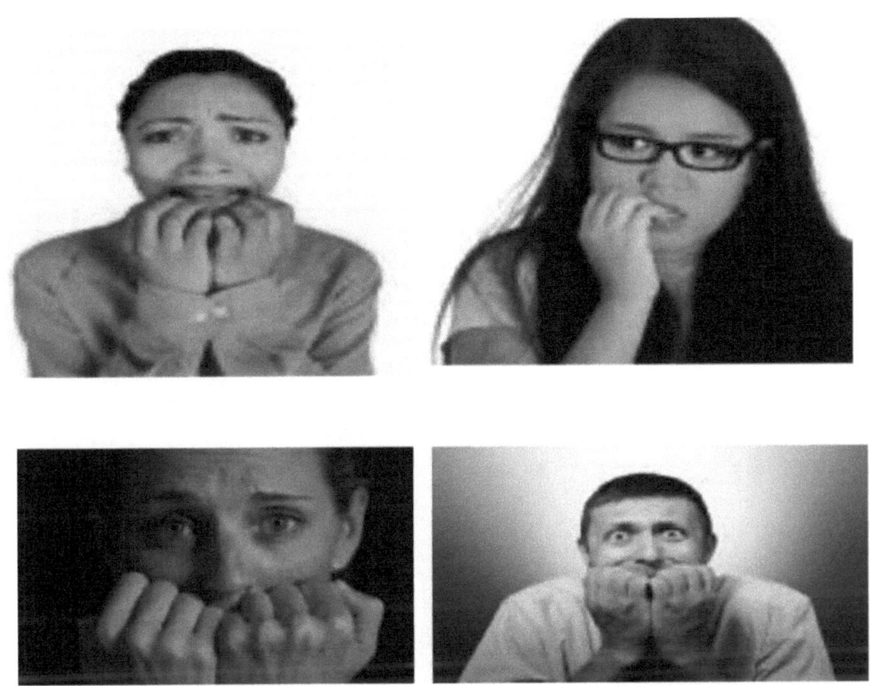

O nervosismo pode tornar-se a ordem do dia devido ao stress

Blood Clot; este é outro efeito grave que provavelmente virá à tona quando o corpo estiver sob tensão. A coagulação do sangue não é boa para o sistema, mais uma razão para nos precavermos contra o stress.

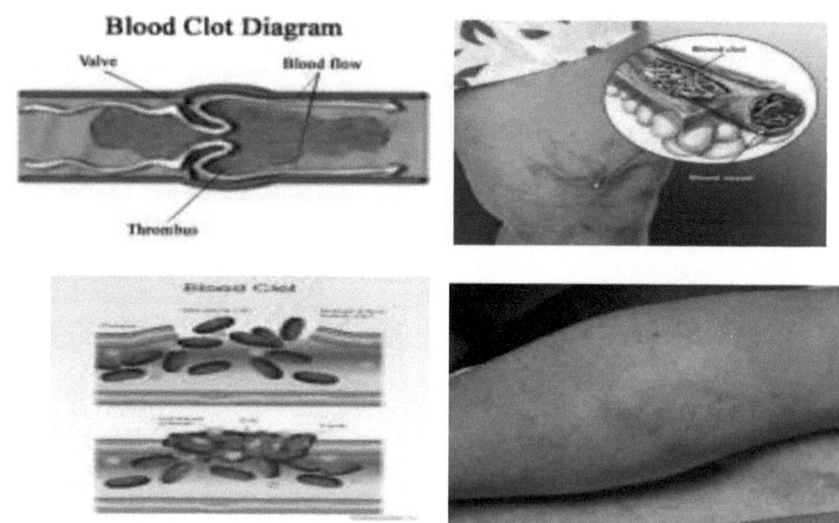

***Tonturas**; sentir-se tonto durante muito tempo é outra complicação provável de uma mente stressada, ocorre numa fase anterior do problema. Pode ficar tão mal que o indivíduo até se sentirá sonolento enquanto caminha ou trabalha.

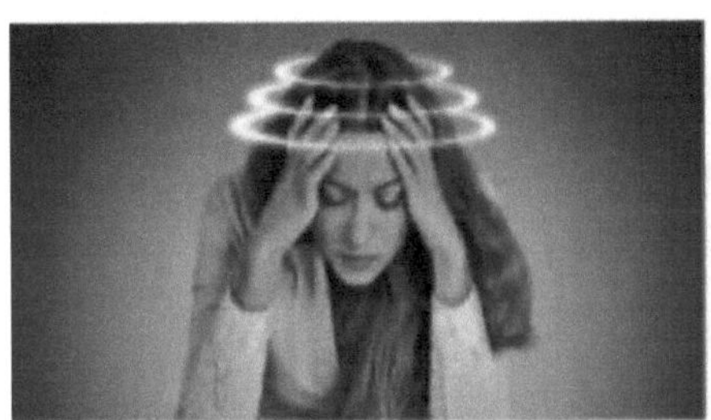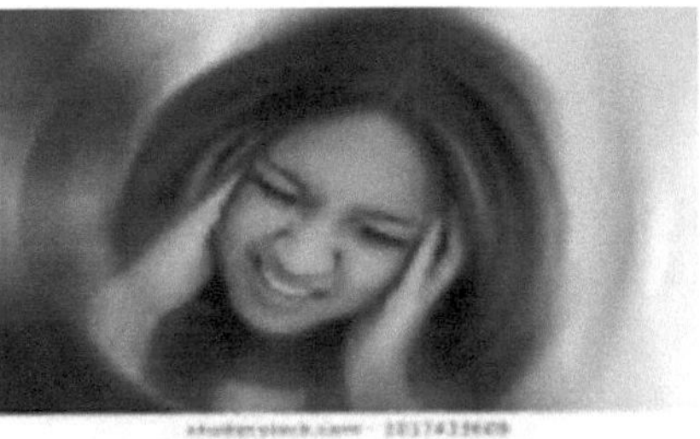

O stress pode provocar algum nível de vertigem nos seres humanos

***Dificuldade em respirar**; devido à pressão de aperto em torno dos músculos respiratórios, como explicado por um médico, há todas as hipóteses de o indivíduo em questão encontrar dificuldades respiratórias e pode levar a algumas outras complicações graves. Para confessar, isto apanhou-me de surpresa, os meus pensamentos anteriores foram que só doenças como a asma, mau tempo, fumo, poeira e gostos podem causar dificuldades respiratórias. Se é uma complicação do stress, não será suficiente não permitir que ele se aproxime de nós?

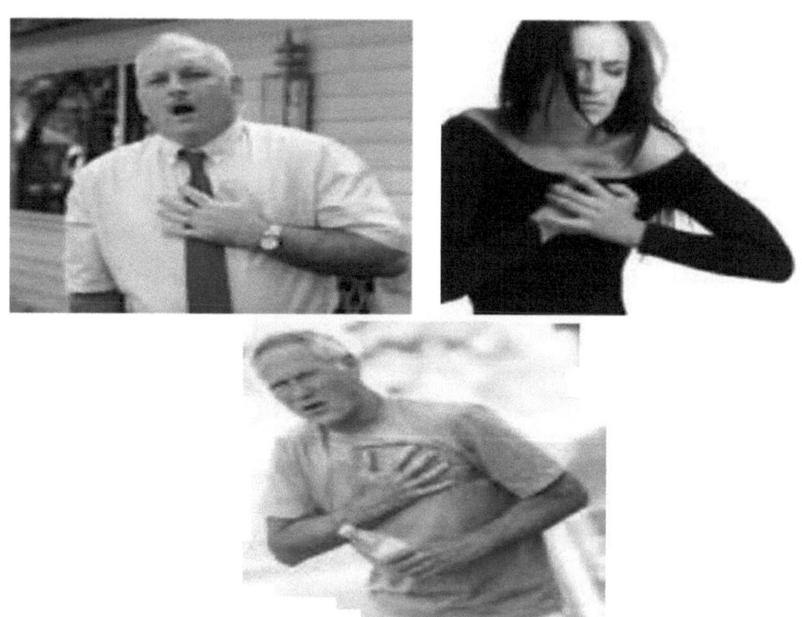

Dificuldade em respirar é outra complicação do stress

Diabetes; o stress pode agravar o desconforto que uma vítima de diabetes experimenta actualmente se lhe for permitido tomar conta do corpo. Esta é uma doença que permite que outras doenças menores tenham acesso ao corpo quando alguém está em baixo com ele.

*Desculpe; preocupações desnecessárias continuarão a ocupar a mente quando o stress se instalar, colocando assim um em sério estado de confusão. É normal que um homem se preocupe, faz parte da vida, mas quando as preocupações surgem à pressa, então, temos outra coisa a surgir.

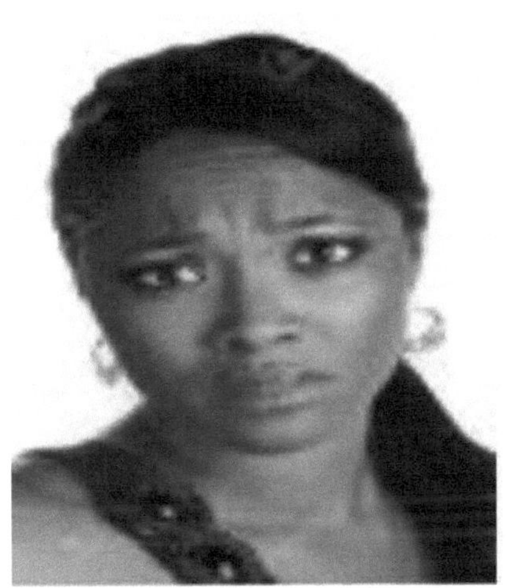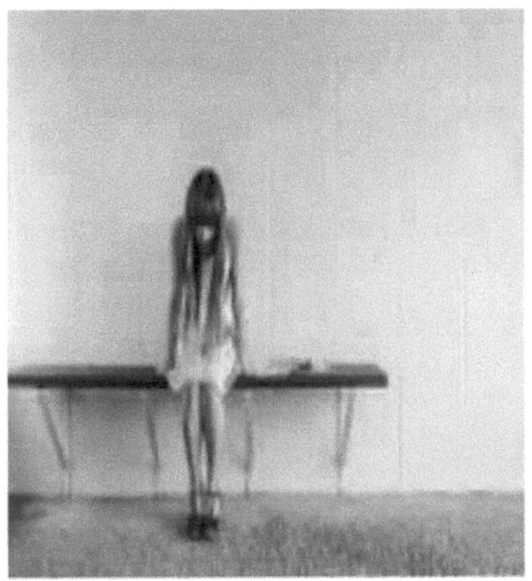

As preocupações estarão na ordem do dia se o stress tomar conta do corpo

***Severe Aches**; em alguns casos, os efeitos finais resultam geralmente em dores, que podem ser sentidas em todas as partes do rapaz. Não apenas dor, estamos a falar de dores crónicas que tornarão a vítima parcialmente ineficaz durante muito tempo.

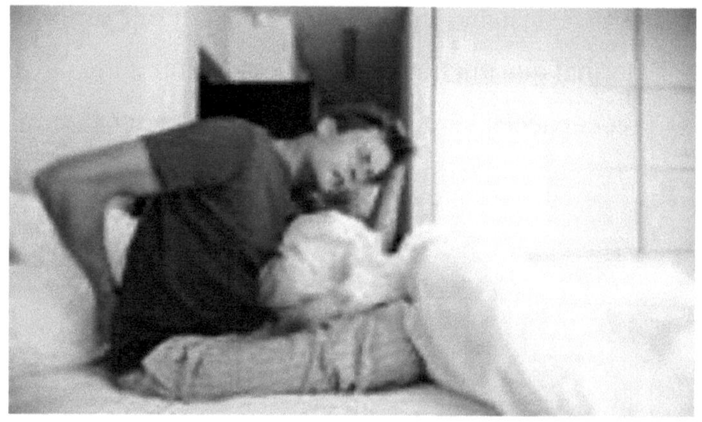

Dores severas é outra complicação do stress no corpo

SOLUÇÕES PROVÁVEIS

Apesar da sua natureza mortal, o stress pode realmente ser gerido, dependendo da severidade do corpo da vítima. Trata-se de seriedade e determinação para o conter, uma vez que a vontade esteja lá, então, o indivíduo está a caminho de voltar a viver uma vida saudável. Continuo a afirmar que a Ciência ainda não consegue dizer todos os sintomas e complicações do stress, mas o que podemos fazer é contentarmo-nos com as soluções que temos em mãos. Veja algumas das soluções prováveis abaixo;

***Gestão do stress**; a minha extensa pesquisa, juntamente com o que obtive daqueles com quem interagi, mostram claramente que o stress não pode ser eliminado completamente do sistema humano, após o tratamento, algum elemento começará a ser construído quase imediatamente. Vejamos este cenário, um homem que tinha visitado o seu Doutor para se queixar de problemas de stress, sabe que imediatamente o Doutor terminou de administrar a terapia ou os medicamentos necessários ao homem, a força e a energia que o homem irá usar para sair da cadeira também irá acumular alguma quantidade de stress, não sei se já percebeu o essencial?

Significa que ainda precisamos de um pouco do que tentamos curar para sobreviver, ou seja, a vida, não deixe que isso lhe chegue como uma surpresa. Lance a sua mente de volta ao que leu na primeira parte deste livro, onde afirmei que, enquanto nos apressarmos a fazer face às despesas, o stress irá sempre acumular-se nos nossos corpos, o que é importante é não permitir o seu excesso, que, por sua vez, pode tornar-se mortal.

Como gerimos então o stress mortal? É aqui que entra a autoconsciência, é preciso saber o que fez por último ou a actividade em que se envolveu por último para gerir os problemas de stress. De acordo com um fisioterapeuta que falei online;

"A gestão do stress não significa que vai ser completamente lavado do sistema, mas sim que se trata de cuidar dos aspectos negativos que realmente o levaram a isso. Os aspectos negativos são o que normalmente aconselho os meus pacientes a concentrarem-se, gerirem e eventualmente lidarem com eles. Sabendo estas coisas é o primeiro passo para impedir que ele destrua o corpo, podemos então entrar depois para aplicar os procedimentos úteis necessários. À medida que o tempo passa, o ritmo a que gere agora o seu stress irá agora ajudam a reduzir a quantidade de problemas relacionados com o stress. O ritmo a que tem dores de cabeça, dores, etc., irá reduzir drasticamente, deixando-o com um pouco de stress que não será prejudicial para o corpo".

***Acção imediata**; outro passo fundamental para gerir o stress é enfrentá-lo imediatamente alguns sinais chave começaram a aparecer, razão principal pela qual os peritos aconselham-nos a desenvolver a autoconsciência para vivermos uma vida saudável. Não espero que uma Recepcionista que durma na sua secretária até às 9 da manhã apenas dobre os braços e pense que as coisas vão normalizar-se. O senso comum deveria dizer-lhe que está a viver com stress, excepto que há outras coisas que não sabemos, mas que são claras para ela.

Um jovem que desenvolveu subitamente uma tensão arterial elevada precisa de ajuda para voltar ao seu eu normal. Se ele estiver suficientemente consciente, deve saber que existe um problema e obter ajuda rapidamente.

Um marido outrora activo que descobriu as suas actuações na cama tarde não é nada sobre o que escrever em casa não deve ficar para trás e esperar que as coisas normalizem. Ele precisa de fazer algum auto-exame, como saber o que tem tomado até tarde e a quantidade de horas extras que tem colocado no trabalho e assim por diante.

Saber isto será certamente de ajuda, excepto que o seu caso não é induzido pelo stress.

Resumindo, existem alguns passos que os peritos consideram úteis na gestão do stress no nosso corpo, estes passos provaram o seu valor em termos de horas extraordinárias. Considere envolver-se em alguns se estiver actualmente a sentir algum nível de desconforto, alguns dos passos-chave incluem

*Relaxamento; pode ver-se por que razão continuei a martelar ao descansar o corpo o tempo todo, o senso comum deveria dizer que um corpo cansado e desgastado precisa de descanso. Criar tempo para relaxar fará a magia, isto é, se o stress não tiver realmente feito alguns outros danos no corpo. Se dedicar o seu tempo a relaxar bem, não se surpreenda se ficar energizado antes de se aperceber, isso deve dizer-

lhe que o desconforto que sentiu anteriormente foi na realidade auto-induzido. Fui levado a compreender que um bom descanso tem a capacidade de fazer dez vezes mais o que um analgésico fará, por favor, nunca se esqueça disto ao continuar com a sua rotina diária.

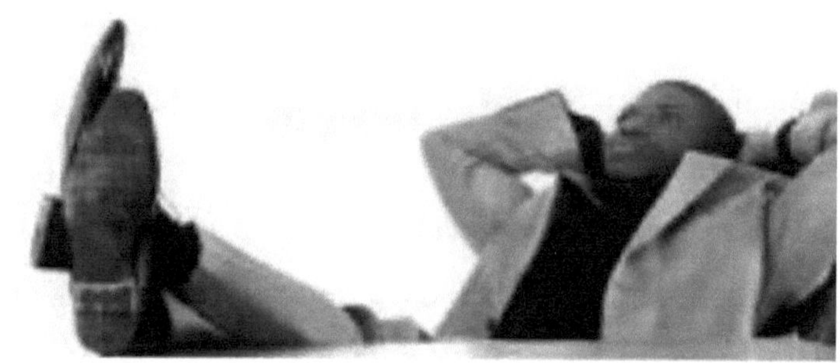

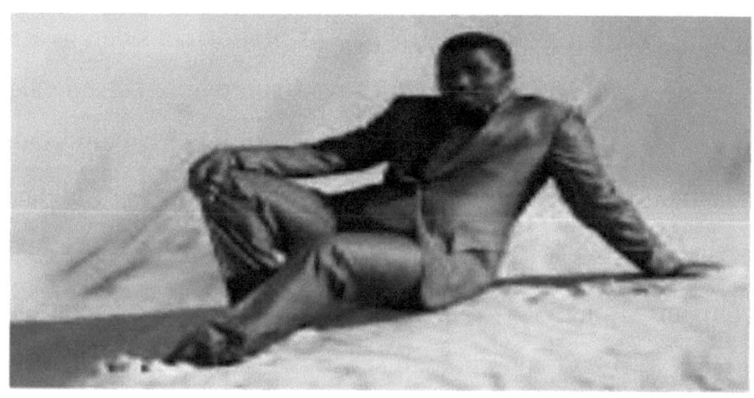

Relaxar o corpo pode ajudar a combater o stress

***Exercitar**; tirar tempo para exercitar o corpo ajuda a construir algumas toxinas anti-stress que podem eventualmente ajudar na luta contra doenças induzidas pelo stress. Para além do stress de que estamos a tentar livrar-nos, um bom exercício ajudará a prevenir doenças que ameaçam a vida e outras doenças crónicas. Há diferentes formas de exercícios à escolha, tudo se resume ao compromisso de sucesso.

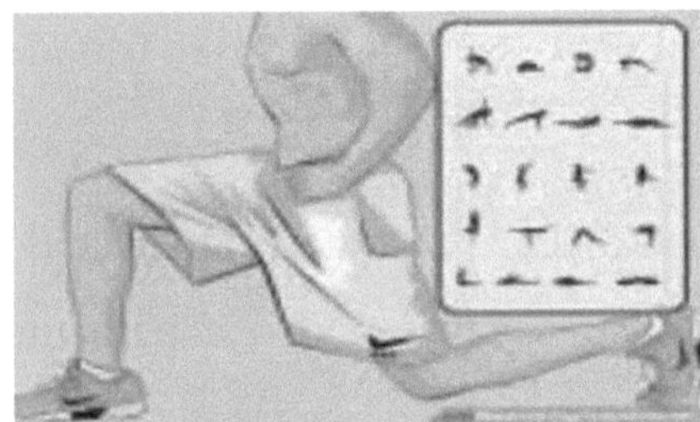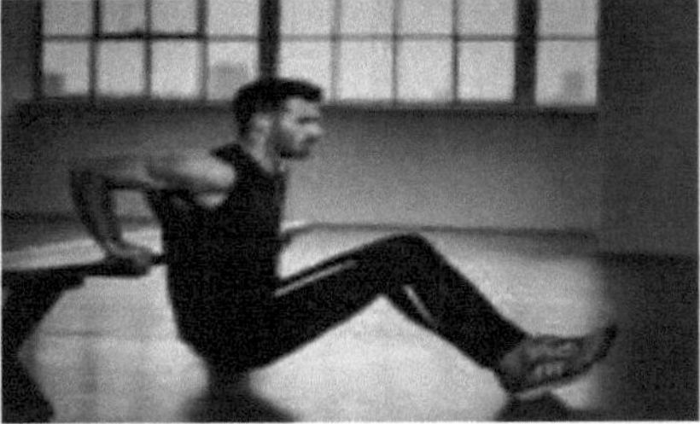

Exercitar o corpo regularmente expulsa o stress nos seres humanos

***Quit Smoking**; recordo o comentário de um Médico que conheci num Seminário,

"Está-se gradualmente a cavar uma sepultura bem adaptada de 1,80 m se continuar permitindo a mistura do seu corpo stressado com os perigos associados ao fumo".

Preciso de acrescentar alguma coisa? Não sei realmente porque é que algumas pessoas nunca me ouvem, esta coisa que está a fazer é simplesmente anti-higiénica, porque não parar, precisa de ser alimentado com uma colher ou ter o crânio rachado para ser filtrado com cuidado?

Um não fumador pode adaptar-se rapidamente ao tratamento quando ocorrem doenças relacionadas com o stress, mas não o é para um fumador, só será necessário um milagre quando os problemas se instalarem.

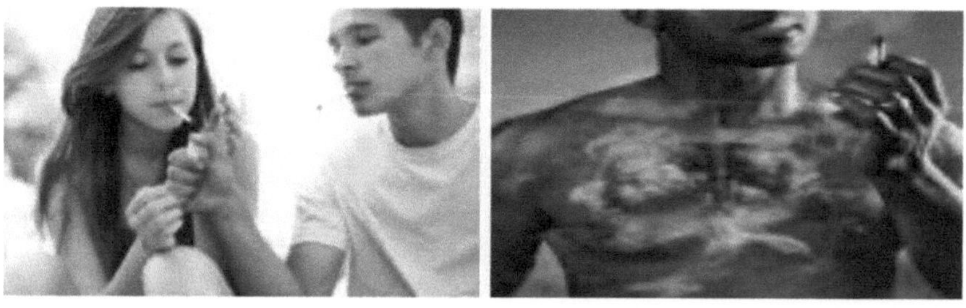

Para manter o seu corpo livre de stress, precisa de deixar de fumar

***Take Things Easy**; ao levar as coisas com calma e calma, também se pode gerir o stress a um nível considerável, parte do que agrava um corpo tenso é a forma como as coisas são feitas. As formas calmas e fáceis podem fazer a magia muito para além do que pensávamos.

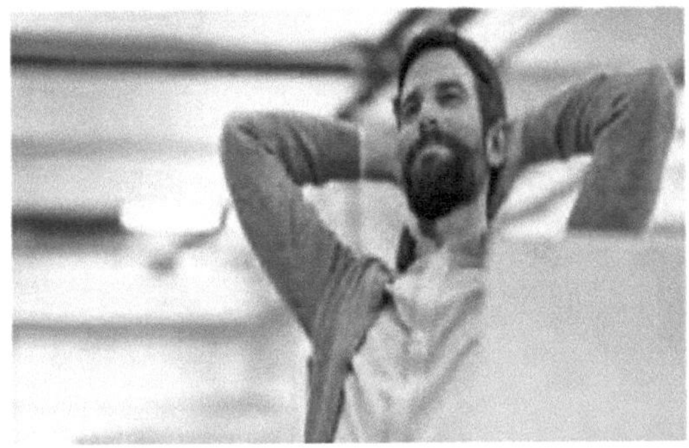

É necessário ter calma para manter uma boa saúde

***Socialize-se**; sempre que se sentir demasiado stressado simplesmente devido a algumas razões muito para além do seu controlo, sair e misturar-se com amigos pode ajudar a combater o stress. A socialização pode incluir sair, participar em festas, participar em discussões de grupo e todas as outras acções úteis. A socialização não inclui o consumo de drogas, sexo imprudente e outros actos imorais. Estes podem mesmo trazer de volta o stress que está a tentar ultrapassar em múltiplas dobras.

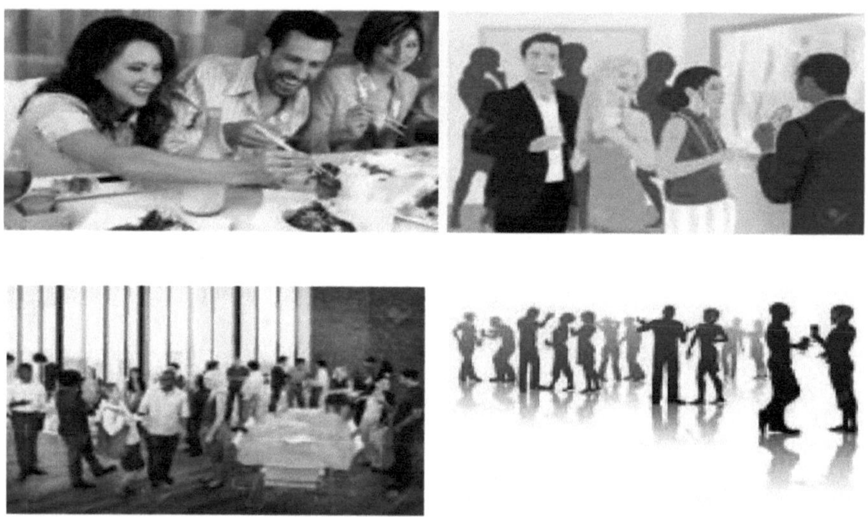

Tirar tempo através da socialização também pode derrotar o stress

Ristimos; Peritos médicos aconselharam-nos a rir o mais possível para ajudar a combater o stress, funciona e continuará a ser assim enquanto o stress viver no corpo. Sei que algumas pessoas questionarão ou duvidarão da eficácia do riso na cura de doenças induzidas pelo stress mortal, como as questões mentais. Sem parecer imodesto, concordo, mas o que uma boa gargalhada teria feito é ajudar a preveni-la, não a curá-la. Tem a capacidade de actuar como escudo contra a penetração de doenças crónicas deste tipo no corpo. Todos sabemos que uma questão mental é um grande problema que tem de ser tratado com profissionalismo.

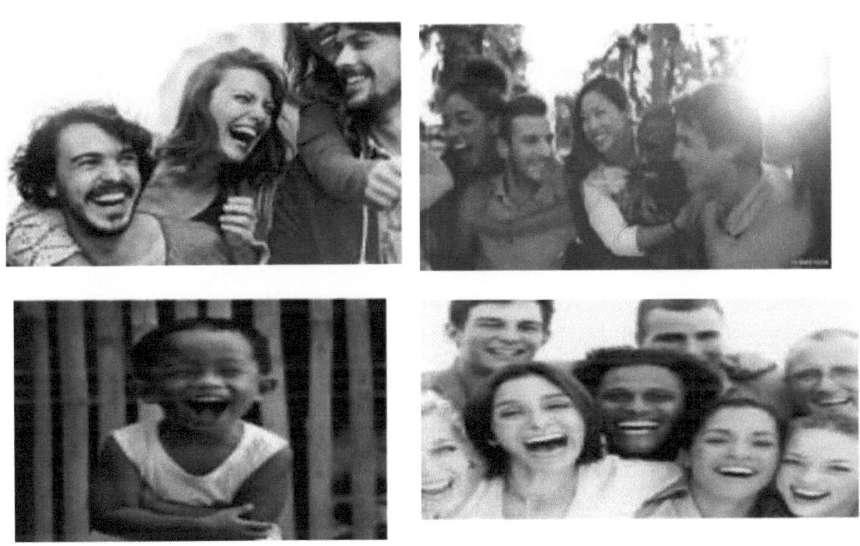

O riso age como anti-stress resistente, muito saudável para o sistema

***Pensamentos Positivos**; se quer realmente permanecer livre do stress, então, pare de ocupar a sua mente com pensamentos negativos.

Os peritos fizeram saber que tais maus pensamentos por si só têm um impacto muito prejudicial sobre o corpo de tal vítima. Compreendo que algumas coisas por vezes justificam tais pensamentos, mas o ónus recai sobre si para o ultrapassar à medida que o tempo passa. Faça tudo o que estiver ao seu alcance para substituir sempre esses maus pensamentos por bons pensamentos.

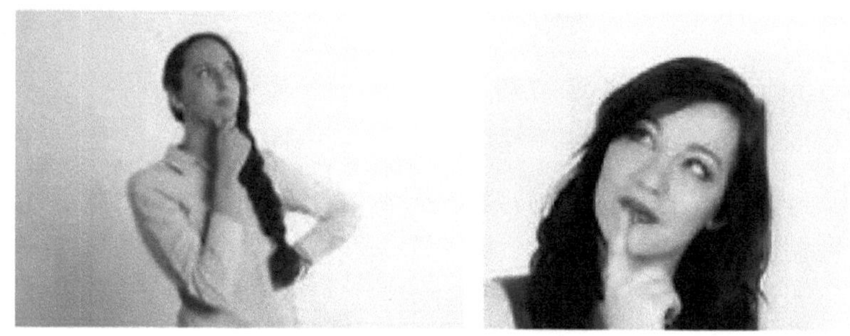

Pensamentos positivos fazem muitos benefícios para o corpo

***8Hrs Sono para cima**; após a nossa rotina diária normal, o corpo precisa de pelo menos 8 horas de sono para recuperar completamente para a tarefa do dia seguinte, qualquer coisa curta pode ser mortal. Agora podemos ver mais uma vez porque continuamos sempre a falar de descanso, vai ajudar a relaxar e possivelmente arrefecer os nervos que têm trabalhado em excesso durante todo o dia. O cérebro também arrefecerá, permitindo assim novas ideias que serão benéficas na tomada de decisões.

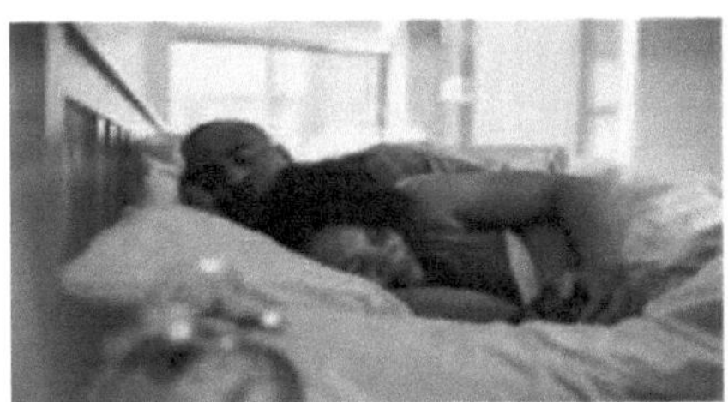
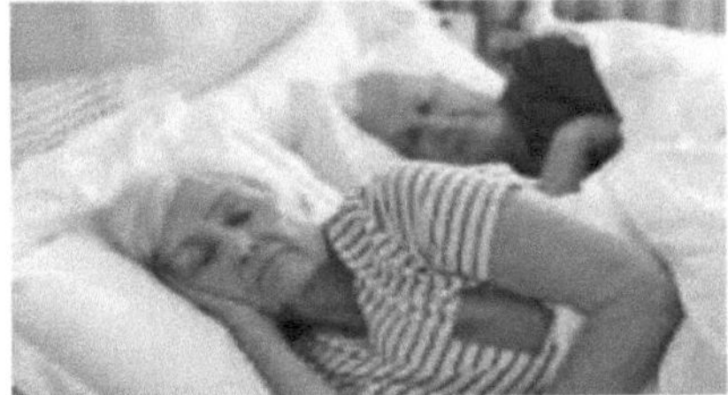
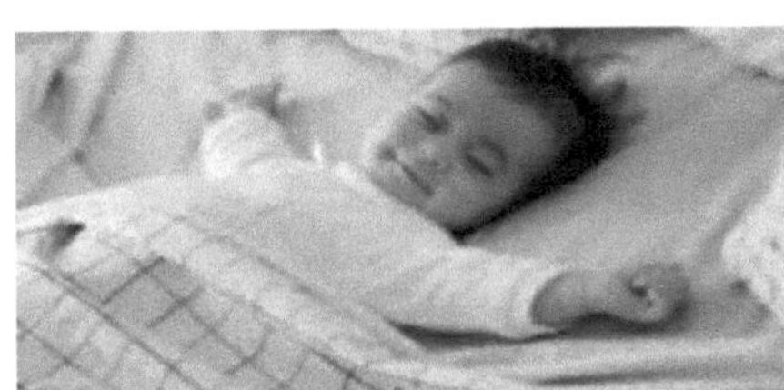
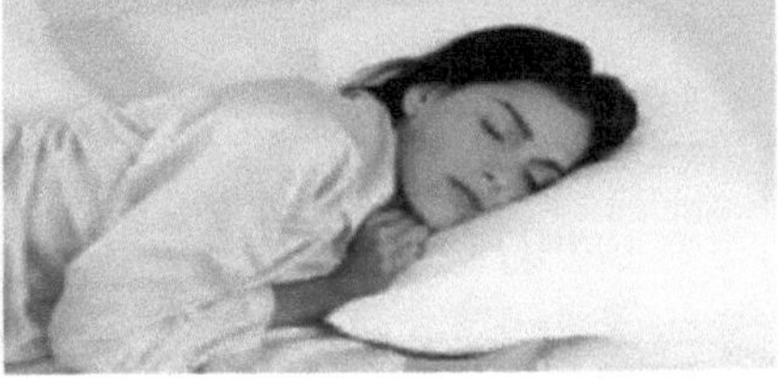

Sem dúvida, um bom sono sem medicamentos é suficiente para tratar o stress

***Cool Shower ou Swim**; sempre que descobrir que não está no seu humor habitual, pode tomar banho e tomar um duche fresco ou simplesmente tomar banho de imersão. Fazer isto ajuda a relaxar o corpo e possivelmente devolver-lhe o seu estado de espírito normal.

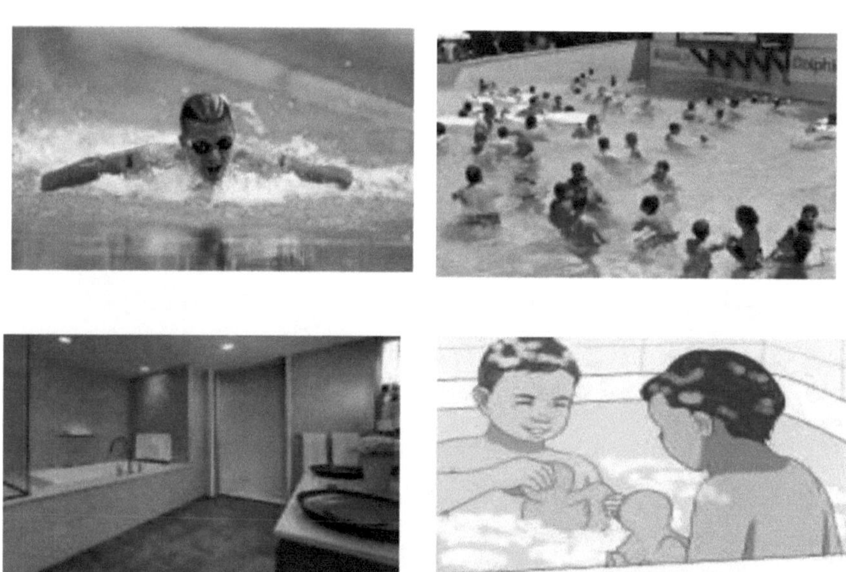

Ter água para a pele também ajuda na gestão do nível de stress

***Coma bem**; comer os alimentos certos também tem a sua própria forma de ajudar a gerir o stress no corpo, especialmente quando contém materiais considerados benéficos para o corpo. Uma dieta equilibrada por si só pode ajudar a travá-la mesmo antes de se recomendar a medicação ou a terapia do stress.

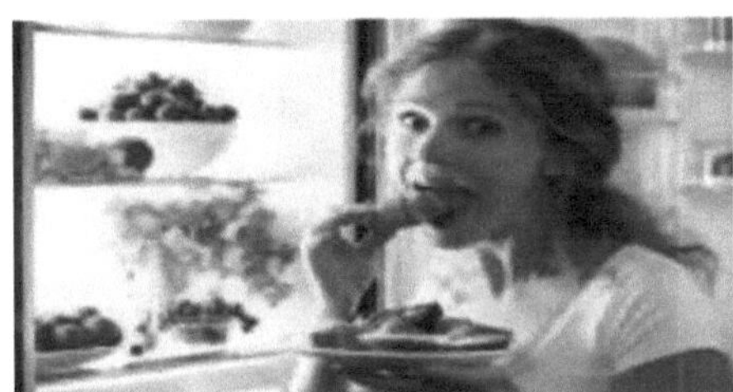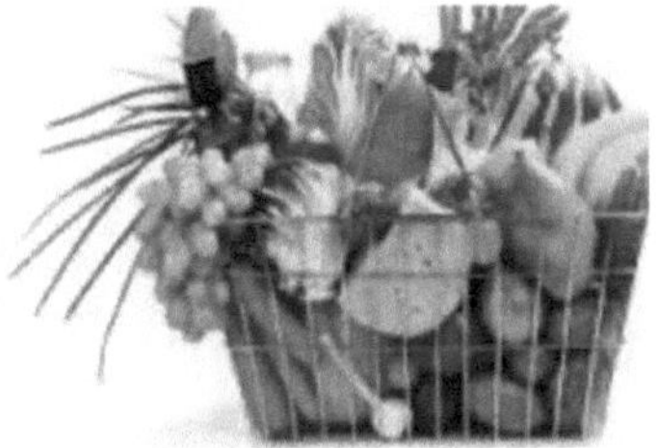

Coma bons alimentos e veja como estará livre do stress

***Playing With Pets**; fazer isto também pode ajudar, uma vez que a alegria derivada de brincar com animais de estimação pode ajudar a combater o stress. Li online como uma senhora lutou contra o seu stress simplesmente brincando com o seu cavalo. Ela vai normalmente ao estábulo para acarinhar o cavalo sempre que se sente estressada.

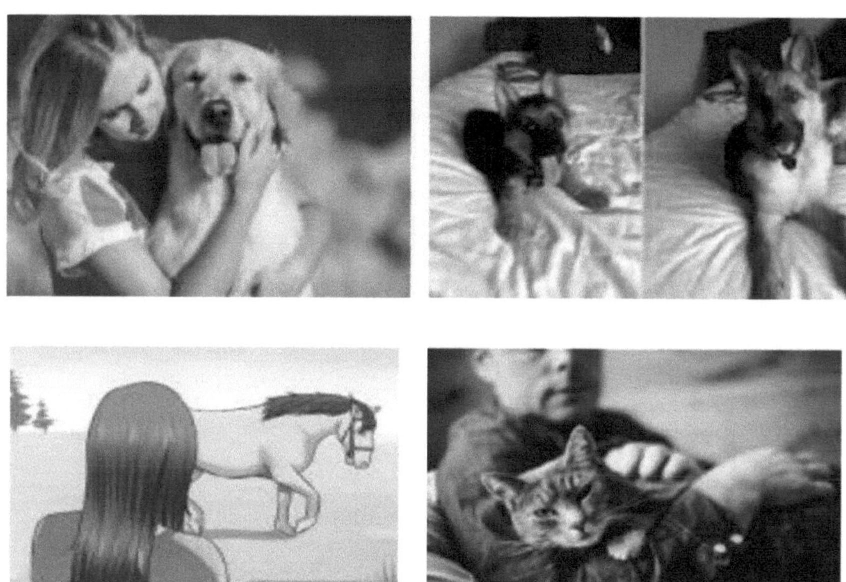

Brincar com o seu animal de estimação também pode ser de grande ajuda no combate a um corpo stressado

***Shun Alcoholic Drinks**; tal como aconselhei sob tabagismo, as bebidas alcoólicas também devem ser tomadas com moderação ou evitadas completamente. O que quer que descubra que está a alimentar o seu nível de stress deve ser descontinuado com efeito imediato, excepto que não valoriza realmente a sua saúde. Não espero que um homem que vive com a questão do Chronic Kidney seja aconselhado a deixar de fumar, qualquer tentativa de continuar a fumar será por sua conta e risco. Uma bebida alcoólica tem as suas próprias formas de ajudar a alimentar o stress a um nível que pode ser mortal para o sistema humano.

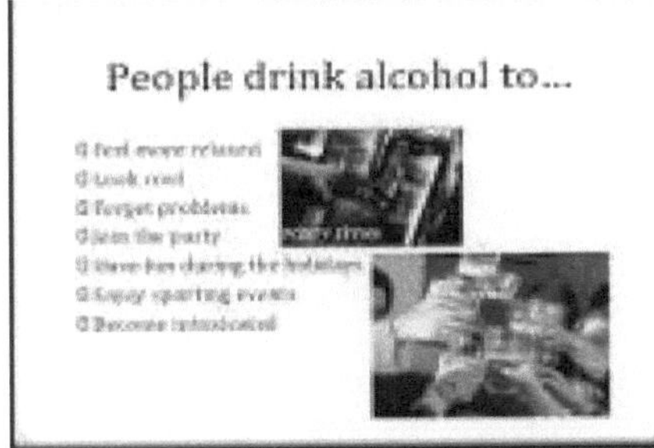

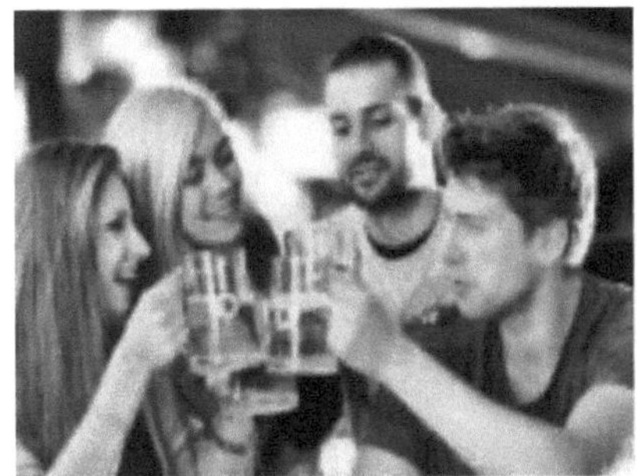

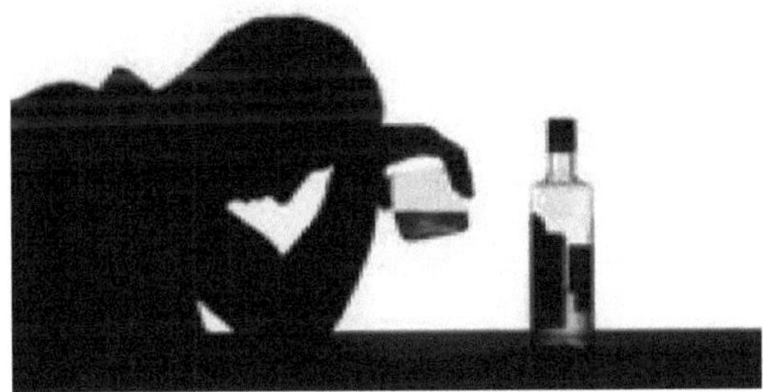

As bebidas alcoólicas só podem agravar o stress, não o combater

***Ler romances e assim por diante**; Ler romances, revistas, jornais e outras coisas na imprensa também pode ajudar a cuidar de um corpo stressado. Basta obter qualquer coisa que seja de interesse e digerir, ver o que vai acontecer.

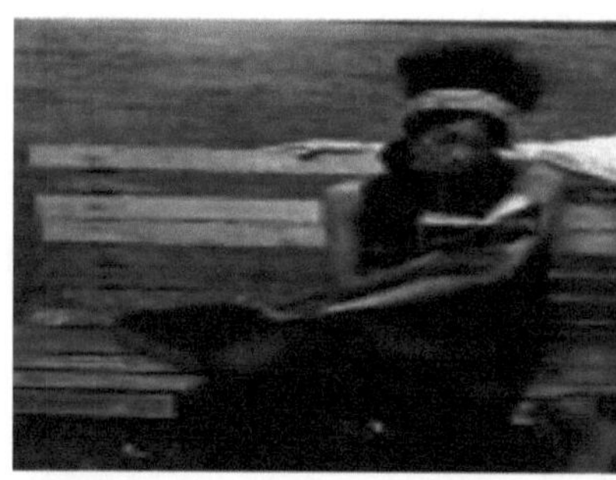
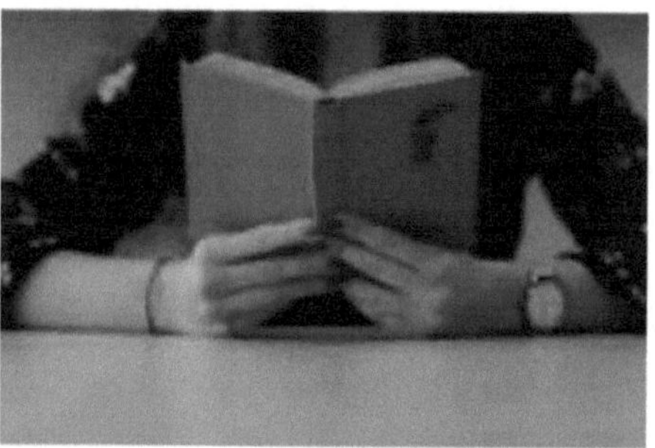
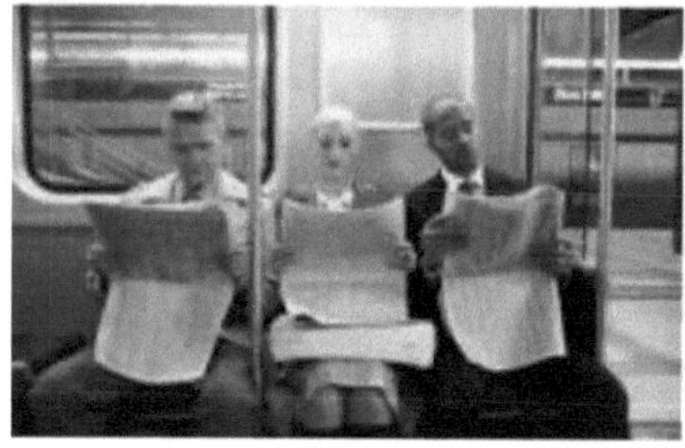
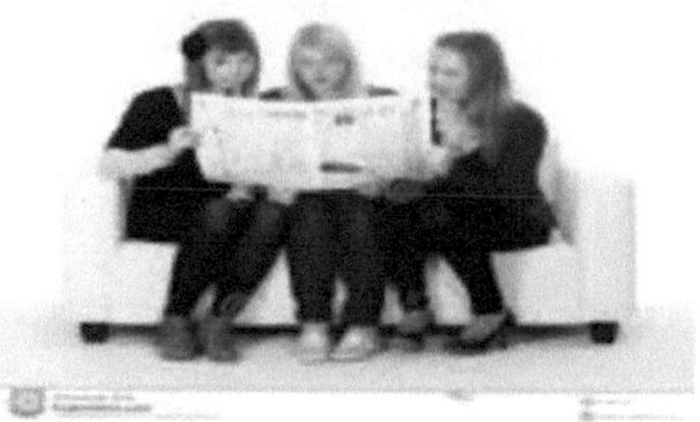

A leitura de coisas de interesse ajuda a lidar com um stress

***Meditação**; isto não deve ser uma surpresa, pode ajudar a afastar o stress do corpo se for levado a cabo com toda a seriedade. Envolve simplesmente o processo de auto-reflexão e pensamento positivo profundo, que deve ser feito sozinho e num ambiente muito silencioso. Não se deixe surpreender ou tente perturbar qualquer pessoa que veja em tal estado, simplesmente afaste-se e deixe-o fazer, não é em vão, é na verdade com um propósito, pode também experimentá-lo.

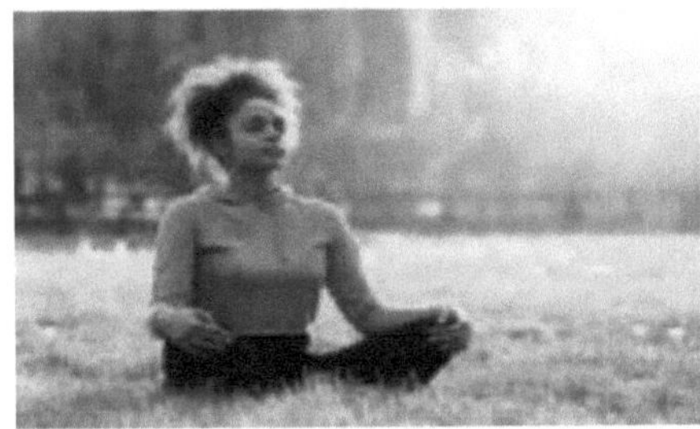
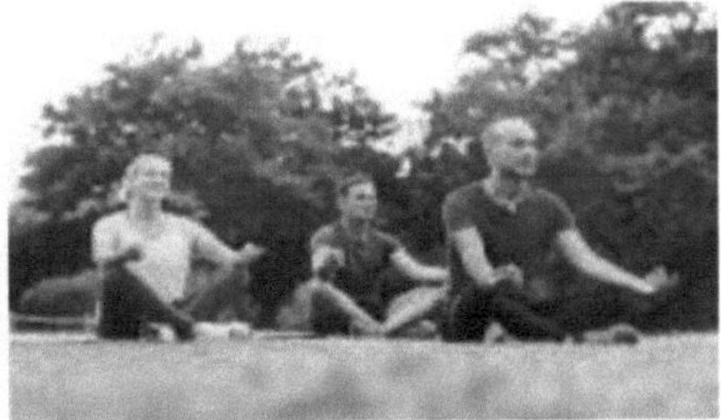
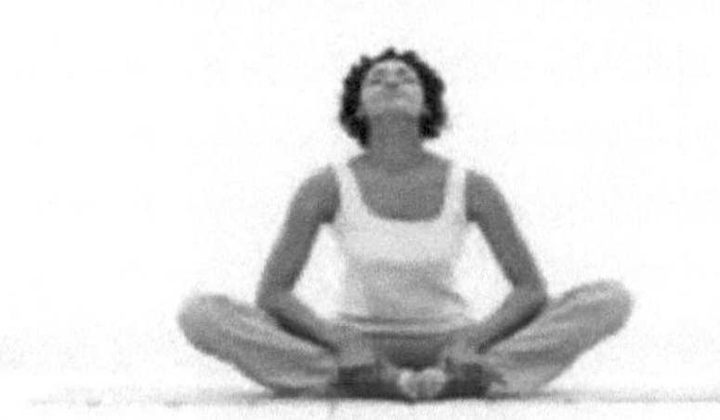
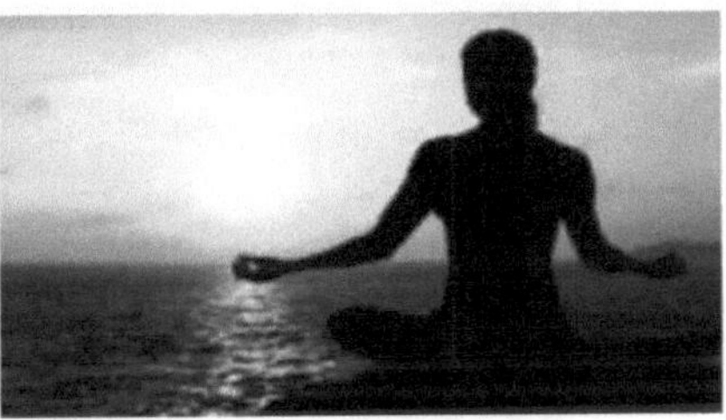

A meditação é outra forma segura de gerir o stress no corpo

***Filmes**; pode tirar tempo e ver filmes/filmes de interesse, só tem de ter esse filme que lhe traga alegria sempre que o vê. Eu, para alguém, posso ver um filme interessante vezes sem conta, tudo o que importa é a quantidade de satisfação que se pode obter. As salas de cinema também estão lá para si para explorar

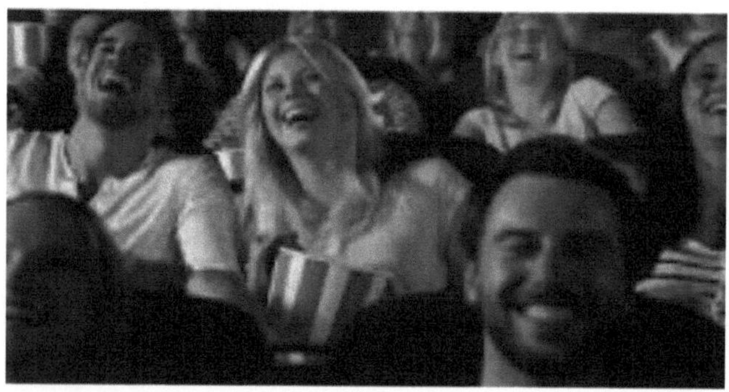

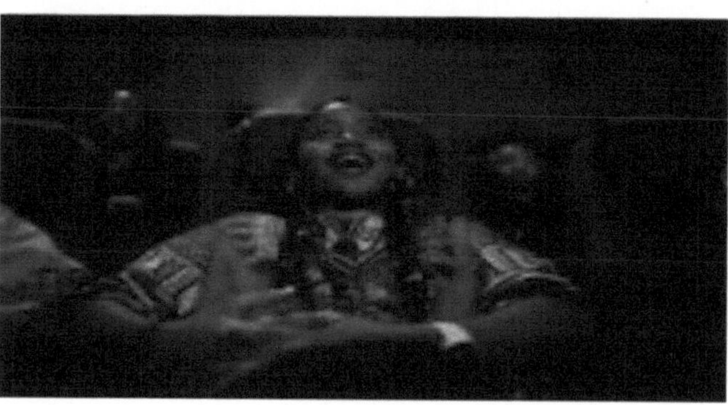

Filmes e filmes de interesse ajudam a acalmar um corpo em stress

***Consulte um Médico**; se descobrir que o seu stress não mostra qualquer sinal de abrandamento, então, aconselhar-lhe-ei a visitar o seu Médico, eles conhecem o próximo nível no que diz respeito ao problema. Na verdade, algum nível de stress pode desafiar as aplicações de auto-ajuda, tais como as doenças relacionadas com o stress. Não espero que administre coisas como problemas renais, doenças cardíacas, hipertensão e alguns outros problemas relacionados com o stress em casa, precisa de procurar ajuda rapidamente.

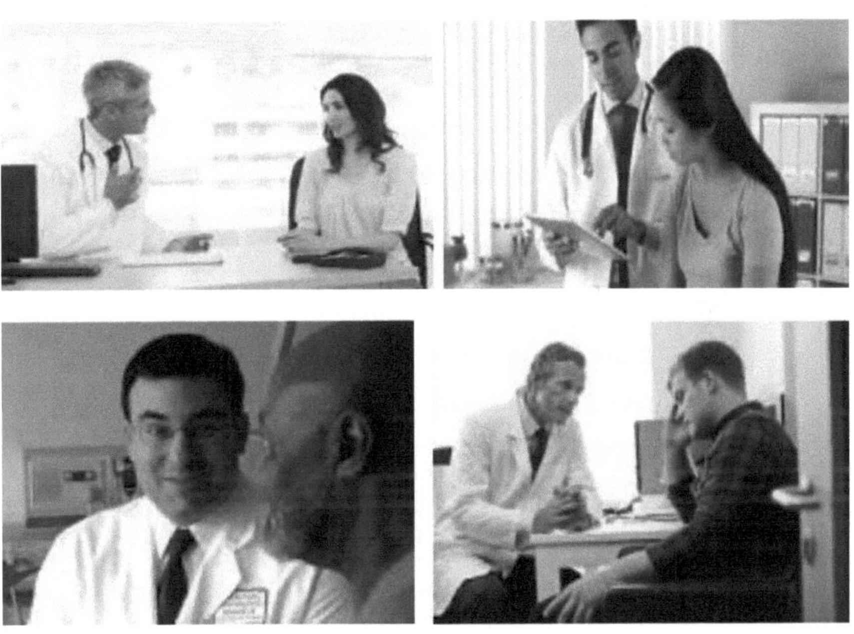

Tirar tempo da sua agenda ocupada e ver um Médico é crucial para gerir o stress, principal razão pela qual me lembrei deste escrito

CONCLUSÃO

Em conclusão, dependendo da forma como todos nós o encaramos, não vejo realmente o stress como mortal com base nas minhas descobertas, ele só pode tornar-se mortal com base na forma como o manejamos ou gerimos, embora alguns especialistas se refiram a ele como muito mortal. Este livro pretende apenas trazer à sua consciência o perigo que obviamente podemos não estar a considerar mais cedo, as soluções oferecidas podem ainda não ser suficientes, pode visitar um conselheiro ou médico no seu bairro para se informar melhor. Desejando-lhe uma vida sem stress

PERITOS A CONSULTAR

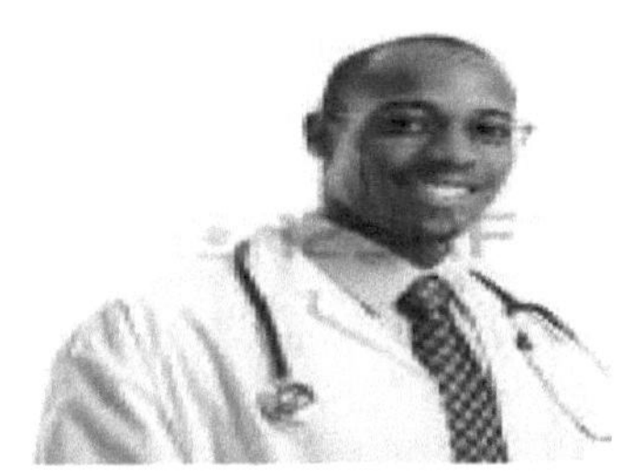

*Medical Doctors

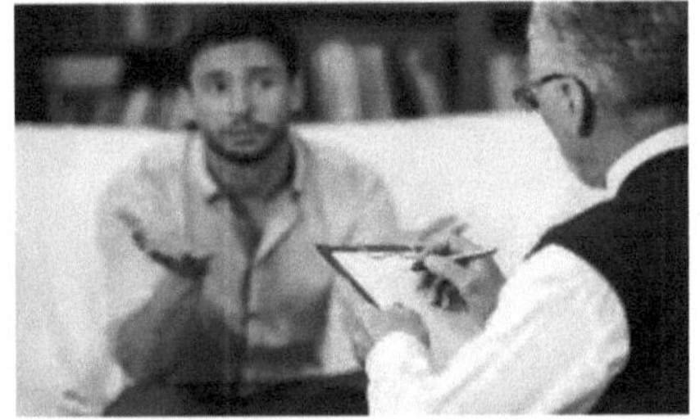

*Terapistas

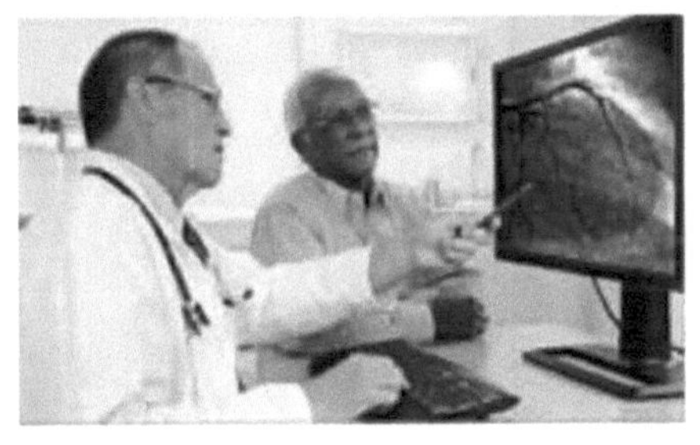

*Fisioterapeutas

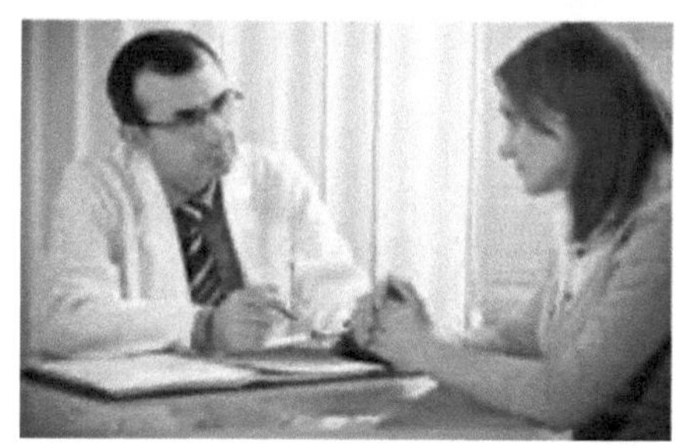

*Fisioterapeutas

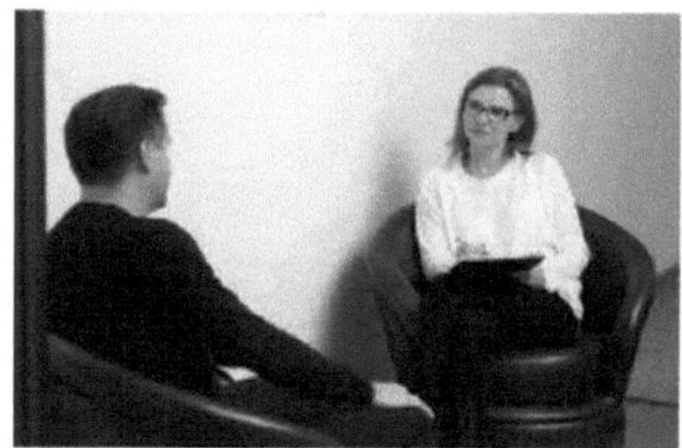

*Consultores

VOCÊ PODE CHEGAR-ME (Contacto)

95

Facebook;   Gafar Bolarinwa Yusuf

Telefone;

+234-703 429 2408

+234-802 913 4346

E-mail;

punchwriter@gmail.com

sleek4writer@gmail.com

qualityarticles4naija@gmail.com

Twitter;   @gafarbyusuf

WhatsApp; +234-703 429 2408

LinkedIn; Gafar Bolarinwa Yusuf

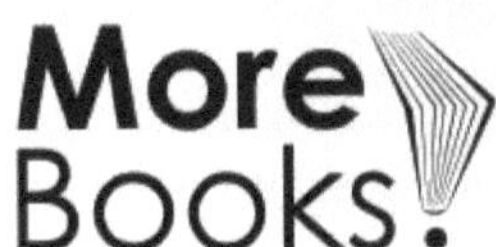

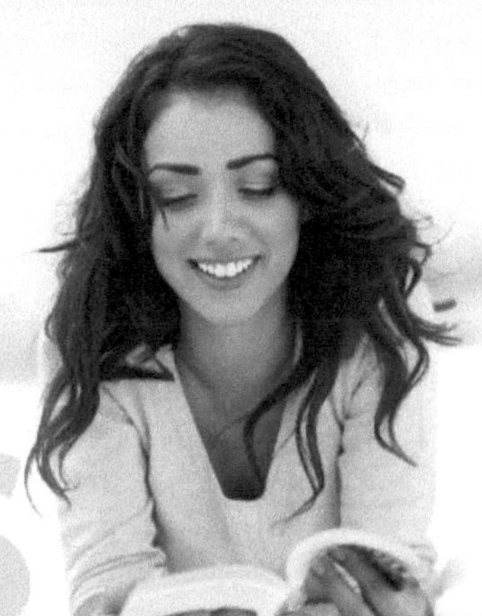

yes
I want morebooks!

Buy your books fast and straightforward online - at one of world's fastest growing online book stores! Environmentally sound due to Print-on-Demand technologies.

Buy your books online at
www.morebooks.shop

Compre os seus livros mais rápido e diretamente na internet, em uma das livrarias on-line com o maior crescimento no mundo! Produção que protege o meio ambiente através das tecnologias de impressão sob demanda.

Compre os seus livros on-line em
www.morebooks.shop

KS OmniScriptum Publishing
Brivibas gatve 197
LV-1039 Riga, Latvia
Telefax: +371 686 204 55

info@omniscriptum.com
www.omniscriptum.com

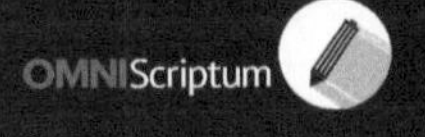